D1725949

Dr. med. Bodo Köhler

Synergistisch-biologische Krebstherapie

Neue Konzepte zur Behandlung

chronischer Krankheiten

Synergistisch-biologische Krebstherapie

Neue Konzepte zur Behandlung chronischer Krankheiten

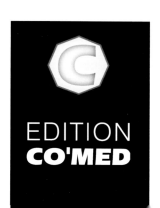

EDITION
CO'MED

Umschlag: Rainer Schlag
Satz & Gestaltung: Shekib Akbary & Roland Schale
Druck: Freiburger Graphische Betriebe
Printed in Germany
ISBN 3-9805739-2-3

Dieses Buch ist nicht eines von vielen Krebsbüchern, die im Handel sind. Es ist ein sehr ungewöhnliches Buch. Es fordert Sie als Leser gleich in mehrfacher Beziehung. Einmal werden viele Fakten und Zusammenhänge dargestellt, die auf den Grundlagen der Quantenphysik beruhen. Mit diesem schwierigen Wissenschaftszweig sind jedoch die wenigsten vertraut, so daß dies sehr schnell zu ungläubigem Staunen bis hin zu ablehnender Skepsis führen kann. Der Raum, um gleichzeitig eine nachvollziehbare Beweisführung anzutreten, ist leider nicht gegeben und dies von mir auch nicht beabsichtigt. Dies würde das Buch zu einem trockenen, nur noch Fachleuten zugänglichem Lehrbuch machen. Hier muß der Hinweis auf weiterführende Literatur genügen, in die sich der interessierte Leser einarbeiten kann.

Dieses Buch wurde zwar für das Fachpublikum geschrieben. Trotzdem wurde versucht, den Text so allgemeinverständlich zu halten, daß auch die Betroffenen, die Patienten selbst wertvolle Hinweise erhalten können.

Wer sich nicht nur einen Überblick verschaffen möchte, sondern selbst tiefer in das neue UNIT-Konzept einsteigen will, kommt nicht umhin, auch mein Lehrbuch der „Biophysikalischen Informations-Therapie (BIT)" durchzuarbeiten, da hier nur Hinweise auf die Grundlagen dieser besonderen Therapieform gegeben werden können, um Wiederholungen zu vermeiden.

Dies betrifft auch die anderen Disziplinen der Medizin wie Homöopathie, Neuraltherapie, Sauerstofftherapien usw.

Es ist Offenheit und Toleranz erforderlich, damit Sie sich nicht durch Vorurteile den Weg verbauen, all die wertvollen Erkenntnisse, die ich im Laufe von Jahrzehnten im Rahmen der Krebstherapie gewonnen habe, zu erfassen und in Ihre persönliche Arbeit zu integrieren. Das Buch enthält viele Anregungen, die Sie aufnehmen und weiterverfolgen können und sollten, um die Entwicklung selbst mit voranzubringen.

Der interessierte Therapeut kann sich in das Gesamtkonzept eindenken, dieses in Seminaren erlernen und selbst anwenden.

Dieses Buch zeigt aber nicht nur das UNIT-Konzept auf, welches auf den neuesten wissenschaftlichen Grundlagen aufbaut, sowie z.T. sehr ungewöhnliche Einzelkonzepte, die darin integriert werden. Es weist auch den Weg für die persönliche Weiterentwicklung des Patienten. Ich scheue mich dabei nicht, meine eigene philosophische Überzeugung mit einzubringen. Doch damit nicht genug. Es wird in diesem Buch u.a. dargestellt, daß im Universum alles mit allem zusammenhängt, daß also auch die Menschen untereinander in enger Beziehung stehen, ganz gleich, ob Freund oder Feind, manchmal mit Letzterem sogar noch intensiver (man muß ständig an ihn denken). Davon abgeleitet wird deutlich, daß deshalb zwischen Therapeut und Patient eine noch intensivere Beziehung besteht, als bisher angenommen wurde, und - jetzt kommt die entscheidende Schlußfolgerung daraus - die innere Haltung, der Erfahrungsschatz des Therapeuten (nicht nur medizinisch), sein persönlicher Reifegrad wesentlich mit ausschlaggebend sind für den Therapieerfolg.

Durch dieses Buch kann deshalb auch Ihre persönliche Weiterentwicklung gefördert werden, indem das Bewußtsein dafür geweckt wird (jedoch ohne belehrend zu wirken).

Es handelt sich somit um ein aktives Arbeitsbuch, das Sie möglicherweise als anderer Mensch nach dem Studieren (nicht nur Lesen) aus der Hand legen werden, als Sie es begonnen haben. Je offener Sie selbst für Veränderung und Weiterentwicklung sind, je intensiver Sie Ihren persönlichen Fortschritt betreiben, um so besser werden Ihre Therapieerfolge in der Praxis mit Ihren schwer kranken Patienten sein.

Alles, was Sie bei sich selbst ins Reine gebracht haben, jede Auflösung negativer Verhaltensmuster, jeder freiwillige und aus einer neuen Überzeugung heraus erfolgte Verzicht auf bestimmte Ansprüche Ihres Ego, wirkt sich positiv auf das gesamte Universum aus, auf die Einheit und damit auf alle Menschen. Es ist unser Beitrag, den wir jeden Tag in neuer Form leisten können, um unseren Anteil für die Einmaligkeit und Schönheit der Schöpfung mit all ihren wunderbaren Facetten beizusteuern, wozu auch das hochsensible, informationsverarbeitende System Mensch gehört. Es existiert jedoch nicht aus einem Selbstzweck heraus, sondern hat nur eine Aufgabe: Dem unablässig kreativen Geist positive Taten folgen zu lassen. Mißbrauchen wir dieses Potential, über das wir frei verfügen können, werden wir durch Krankheit gestoppt.

Diese Überlegungen bereiten vielen verantwortungsbewußten Therapeuten Probleme, weil sie sich nicht als befugt ansehen, die Bremse wieder zu lösen. Das ist im Prinzip auch richtig so. Wir müssen den Patienten dort abholen, wo er steht. Wir müssen ihn

auch da stehen lassen, wenn er den Weg der Erkenntnis und Neuorientierung nicht gehen will. Wenn wir so handeln, d.h. dem Patienten seine freie Entscheidung lassen, dann dürfen wir unbesorgt sein: Was nicht geschehen darf, wird auch nicht eintreten. Wir sehen es am Krebsproblem. Diese schwierigste aller Krankheiten läßt sich nicht mal eben wegbehandeln, sonst müßte dieses Buch nicht geschrieben werden. Sie läßt sich aber durch Erkenntnisprozesse, die es dem Patienten ermöglichen, sein Leben völlig umzustrukturieren und neuen Zielen zu widmen, überwinden. Es werden nur wenige sein, die diesen Weg konsequent gehen wollen. Für sie wurde dieses Buch geschrieben.

Der Autor
Freiburg im Oktober 1997

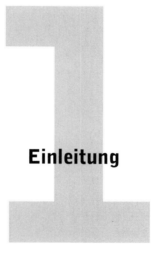

Einleitung

1. Einleitung

Woran kann es liegen, daß trotz intensivster weltweiter Forschung auf dem Krebssektor und milliardenschwerer Forschungsetats keine Lösung des Problems in Sicht ist? Es kann nur eine Erklärung geben: Der bisherige naturwissenschaftliche Denkansatz ist falsch!

CHAOS, ORDNUNG, QUALITÄT

Von dem Quantenphysiker Schrödinger kennen wir den Ordnungsbegriff, der sich in besonderer Form auf den menschlichen Organismus übertragen läßt.

Ordnung bedeutet Eingliederung des Gewebes in eine übergeordnete Hierarchie.

Alles, was geeignet ist, weniger Chaos im Gewebe zu erzielen (Negentropie), wirkt sich positiv auf die Qualität des Gewebes aus. Daran müssen sich alle positiven Therapiewirkungen messen lassen. Dabei kommt es jedoch auf das richtige Maß an, da auch zu viel Ordnung schädlich sein kann.

Diese hat etwas mit Festigkeit und Stabilität zu tun, aber gleichzeitig mit Starre und mangelnder Flexibilität.

Wenn sich die Umgebungsverhältnisse ändern, dann kann es in besonderen Fällen notwendig sein, die bisherige Ordnung zu verlassen, um zu einer neuen Ordnung überzugehen. Dies geht jedoch nie reibungslos vonstatten, denn zunächst muß die alte Ordnung aufgelöst werden. Das bedeutet Chaos, wodurch aber die Chance für den Neubeginn überhaupt erst ermöglicht wird.

Die Krebserkrankung selbst bedeutet Chaos für das Gewebe, aber gleichzeitig Chance für einen Neubeginn! Diese gilt es zu nutzen, aber so radikal wie möglich. Für den Patienten erfordert dies Mut, denn er muß alte Zöpfe abschneiden, bereit sein für ein neues Denken und vor allem **loslassen!**

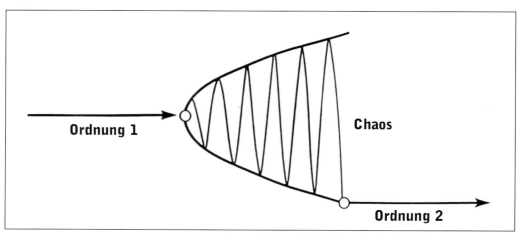

Abb.1: Chaos und Ordnung - Jede umfassende Neuorientierung benötigt vorhergehendes Chaos. In jedem chaotischen Zustand liegt jedoch auch die Chance für einen Neubeginn, die es zu nutzen gilt.

An Abb. 1 läßt sich jedoch auch erkennen, daß der Krebspatient ein neues Ziel braucht (und nicht die Zerstörung jeder Hoffnung durch die Eröffnung der Diagnose Krebs).

Die Pfeile stellen Vektoren dar, also gerichtete Kraft. Hinter dem neuen Ziel muß also auch Power stehen, Mut und Intention, um es zu vollbringen. Und genau das ist der Weg, den der Krebspatient gehen muß, wenn er gesund werden will. Bleibt er auf halbem Weg stehen, kann nicht von endgültiger Heilung gesprochen werden. Er hat jedoch prinzipiell 100%ige Heilungschancen! Er muß sie aber selbst nutzen. Niemand kann ihn gesund machen, außer er selbst durch sein neues Denken und die totale Umstellung seines Lebens.

Krebs ist eine Allgemeinerkrankung und bricht am schwächsten Punkt des Organismus aus.

KÖRPER, SEELE, GEIST

Unberechtigterweise wird meist eine Trennung der Dreiheit, aus der unser Dasein besteht, vorgenommen. Der Geist ist das beherrschende, steuernde, ideenliefernde Element, das die Seele „benutzt", um sich körperlich manifestieren zu können. Die Seele ist dabei das „Bewirkende", denn nur sie kann ihre Kräfte über den Körper ausdrücken. Der Geist ist selbst nicht dazu in der Lage.

Der Körper gehorcht also den Befehlen des Geistes, indem er die wirksamen Seelenkräfte zur Realität werden läßt. Die Realität ist deshalb immer eine Funktion des Geistes.

Jede Erkrankung ist nun Ausdruck dafür, daß Körper, Seele und Geist nicht in Harmonie sind, bzw. sichtbares Zeichen dafür, daß der Körper vom Geist „mißbraucht" wurde. Dies geschieht in den meisten Fällen unbewußt, weil die Zusammenhänge nicht bekannt sind.

Eine schwere Erkrankung kann nur im Zusammenspiel aller 3 „Partner" überwunden werden. Nicht die Wiederherstellung des Zustandes ante (vorher) ist das Ziel. Wie die Abb.1 zeigt, würde das ganze dann wieder von vorn beginnen, der Patient wieder auf die Katastrophe zusteuern. Im Erreichen einer **neuen Ordnung**, eines neuen Denkmusters, einer neuen Lebensqualität besteht die Lösung.

Um diesen Weg gehen zu können, muß der Patient natürlich erst einmal erfassen, was ihn krank gemacht hat. Hier fängt aber die Schwierigkeit an, denn es gibt selten die eine Ursache. Oft sind es komplexe Zusammenhänge, die nichtlinearen Gesetzen folgen. Dazu gehört das Verständnis, daß eine Ursache zwar gewöhnlich eine Wirkung hat, die Wirkung selbst aber auch Ursache sein kann.

Unser Leben verläuft in Regelkreisen. Wenn wir ekelhaft zu unseren Mitmenschen sind, brauchen wir uns nicht zu wundern, wenn wir ebenso behandelt werden. **Actio gleich reactio** hat Newton schon gesagt. Nicht jede Auswirkung unseres Denkens oder Handelns setzt jedoch sofort ein. Es können Jahre vergehen, bis wir die Quittung serviert bekommen. Deshalb können viele Patienten den Zusammenhang nicht mehr herstellen. Hier muß der erfahrene Therapeut Hilfen geben. Dazu sind viele Gespräche notwendig (vergl.Kap.2.1.1, Psychoenergetik).

KREBSPERSÖNLICHKEIT

Seit Jahren wird auch immer wieder über die „Krebspersönlichkeit" diskutiert. Angeblich soll im Prinzip jeder Mensch Krebs bekommen können. Dies trifft nur auf die ersten beiden Ursachen zu (siehe Kap. 2.1). Von psychischer Seite aus gibt es sehr wohl ein bestimmtes Muster, das die Wahrscheinlichkeit, an Krebs zu erkranken, steigert. Es ist die angepaßte Persönlichkeit, die schlecht NEIN sagen kann, innerlich sich aber darüber ärgert und deshalb Aggressionen aufbaut, die sich dann gegen sie selbst richten, wenn sie nicht rausgelassen werden können. Es sind meist fremdbestimmte Menschen, die nicht ihr eigenes Leben leben.

R. Matheis sagte dazu:

> *„Viele träumen ihr Leben, statt ihre Träume zu leben".*

Das Krebsproblem kann nur gelöst werden, wenn genügend „quergedacht" wird. Auch das Ungewöhnliche, das Nichtorthodoxe muß in Betracht gezogen werden. Dazu gehört Offenheit und Toleranz.
Es werden auf den folgende Seiten einige Denkanstöße gegeben, die sicherlich bei einigen Lesern auf Widerstand stoßen werden. Was hält uns aber davon ab, die Realität einmal von der anderen Seite, von einem ganz anderen Standpunkt aus zu betrachten und als „neue" Wirklichkeit zu akzeptieren? Letztlich muß uns klar sein, daß wir in vielen Bereichen über den Status eines Sandkorns am Strand nicht hinauskommen, weil wir den Schritt nach hinten, um alles mit dem notwendigen Abstand zu betrachten, nicht tun können.

Wir können aber versuchen, diesen Schritt geistig zu tun, indem wir in Wahrscheinlichkeiten denken. Dazu ist es allerdings notwendig, das bekannte Ufer zu verlassen.

LEBENSPROZESSE

Wenn wir nämlich die bahnbrechenden Erkenntnisse der Quantenphysik als neuen Ausgangspunkt nehmen, dann definiert sich L E B E N völlig neu, aber umfassender unter Einbeziehung der vielschichtigen Aspekte, die es zu bieten hat:

> *LEBEN heißt SELBSTORGANISATION mit fortlaufender WANDLUNG durch ständige INFORMATIONSVERARBEITUNG, im Bestreben nach höherer dynamischer ORDNUNG, nach HARMONIE (B. Köhler).*

Wir verarbeiten also täglich unzählige Bit der verschiedensten Informationen (und Reize), die auf uns hereinprasseln. Das bleibt nicht ohne Folgen, sondern verändert uns laufend, vergrößert den Erfahrungsschatz und treibt damit die Evolution voran. Dazu ist aber eine ständige Bereitschaft notwendig, von alten Mustern loszulassen und Neues anzunehmen.

> *WANDLUNG ist das harmonische Lebensprinzip. STARRE bzw. BLOCKADEN verhindern dies. Dadurch wird Energie gebunden, und es stauen sich Kräfte an, die unkontrollierbar werden können.*

Diese Blockaden zeigen sich sicht- und spürbar auf körperlicher Ebene durch schmerzhafte Verspannungen (Reich sprach von Panzerungen) und in Form von Bindegewebsverhärtungen (Gelosen). H. Heine konnte hier „seelische Narben" in Form von Kollagenveränderungen (insbesondere Typ A1) nachweisen. Werden diese durch bestimmte Therapieverfahren (z.B. Matrix-Regenerations-Therapie mit VEGA-MRT) aufgelöst, werden die abgespeicherten Emotionen frei, was sich sehr massiv äußern kann und auch in den Träumen zum Ausdruck kommt.

Zu unterscheiden sind davon Enzymblockaden in der Zelle, die auf Umweltnoxen zurückzuführen sind und ebenfalls zu Blockaden führen können.

GESUNDHEITSZUSTAND

Gesundheit ist für viele Menschen eine Selbstverständlichkeit, die sich immer wieder von selbst einstellt. Die Wahrscheinlichkeit krank zu werden, ist jedoch um ein Vielfaches höher, als gesund zu bleiben!

Gesundheit ist ein Spezialzustand, der nur unter hohem Energieaufwand und der Bildung dissipativer Strukturen, fernab vom thermodynamischen Gleichgewicht aufrechterhalten werden kann.

Voraussetzung hierfür ist neben der Grundversorgung mit Substrat und Sauerstoff ein ausreichend hohes Zellpotential und ein ungestörter Informationsfluß. Damit dem Organismus dieses Kunststück überhaupt gelingen kann, sozusagen gegen den Strom zu schwimmen, also unablässig dem angestrebten thermodynamischen Ausgleich bei chemischen Reaktionen entgegenzuwirken,

sind dissipative Strukturen erforderlich. Diese sind nicht stofflich aufzufassen, sondern als stabilisierende Energiemuster, die Voraussetzung dafür sind, damit bestimmte Reaktionskaskaden in der vorgegebenen Weise ablaufen können, daß z.B. Stoffwechselreaktionen vorwärts, oder nach Belieben auch rückwärts laufen, oder auch abgestoppt werden können.

Damit werden nicht nur die Lebensprozesse ermöglicht, sondern auch die Fähigkeit geschaffen, jederzeit auf neue störende Einflüsse adäquat und schnell reagieren zu können.

Werden die gleichen chemischen Reaktionen, die im Organismus auftreten, im Reagenzglas nachempfunden, dann laufen diese mit unverminderter Geschwindigkeit bis zu ihrem Ende ab, wobei Wärme entsteht. Wäre es im Körper genauso, würden wir innerhalb von Sekunden verglühen. Damit dies nicht geschieht, ist ein enormer Aufwand erforderlich.

Es kostet den Organismus jeden Tag aufs Neue sehr viel Anstrengung, dieses Werk zu vollbringen. Dies kann er am besten leisten, wenn er dabei nicht gestört wird.

Nun haben wir allerdings jederzeit die Möglichkeit, bewußt oder unbewußt in diese Prozesse einzugreifen, oder uns über Warnsignale hinwegzusetzen, indem wir gegen unsere Konstitution leben. Davon wird leider sehr viel Gebrauch gemacht. Auf der anderen Seite haben wir aber ebenfalls die Möglichkeit, direkt in den Heilungsprozeß einzugreifen und diesen zu begünstigen. Dazu ist es allerdings notwendig, daß wir die Körpersprache verstehen.

MULTIKAUSALES VERNETZTES DENKEN

Komplizierte biologische Prozesse lassen sich nur mit einem multikausalen vernetzten Denken in kybernetischen Regelkreisen erfassen. Mit dem reduktionistischen linearen Denken der heutigen Naturwissenschaft sind Fehlinterpretationen vorprogrammiert, da es keine linearen Vorgänge im Organismus gibt.

> *Das ganze Universum ist vernetzt (strukturiert). Alles hängt mit allem zusammen. Jede Ursache führt zu einer Wirkung, welche sich wiederum auf die Ursache auswirkt und diese verändert (Wandlung).*

Die individuellen Verhaltensmuster der Menschen sind die persönlichen Wegweiser wohin die Entwicklung geht. Wir schaffen unsere Realität selbst und müssen dafür die Verantwortung übernehmen. Auch eine Krebsgeschwulst ist selbsterschaffen und weist eine Kette von Ursachen auf, die in der Vergangenheit die Entwicklungsrichtung bestimmt haben.

Das hat jedoch nichts mit Schuld zu tun, sondern mit der Diskrepanz zwischen erfahrener Wirklichkeit und eigenen Vorstellungen von der Realität.

IMPLIZIT, EXPLIZIT

Wir leben ständig in zwei Welten, einer rein geistigen, von der die Muster abgerufen werden (implizite Ordnung), die dann in der materiellen Welt realisiert werden (explizite Ordnung). Durch unser Gedanken-Quantenfeld schaffen wir unsere Realität selbst. Wir bekommen deshalb gewöhnlich,

was wir erwarten (wenn es in die kosmische Ordnung paßt), je nachdem wie unsere Einstellung zum Leben ist (Beobachtereffekt, siehe dort).

1.1 Bestandsaufnahme

Es ist an der Zeit, eine Bestandsaufnahme aller wissenschaftlichen Erkenntnisse über dieses schwere Leiden Krebs zu machen.

Krebs wird als Geißel der Menschheit bezeichnet, weil es bis heute keine generell heilsame Therapie gibt. Und dies, obwohl uns dank Technik und umfangreichen wissenschaftlichen Erkenntnissen viel bessere Möglichkeiten zur Verfügung stehen, als früher.

POLARITÄT MATERIE - ENERGIE

Die Loslösung vom rein stofflichen Denken, die immer stärkere Berücksichtigung energetischer Phänomene hat zwar viele neue Erklärungen geliefert, aber nicht den Schlüssel zur Heilung. Wenn der Krebs rein stofflich nicht verstanden werden kann, aber auch nicht rein energetisch - worin besteht dann das Wesen dieser Erkrankung?

Die Lösung kann eigentlich - wie so oft im Leben - nur in der Mitte liegen.

> *Vieles spricht dafür, daß Krebs im Spannungsverhältnis seiner Polaritäten Materie und Energie entsteht.*

Damit soll ausgedrückt werden, daß ein Tumor das äußerlich sichtbare Zeichen der Diskrepanz von steuerndem Energiefeld und vorhandenem Gewebe ist. Das bedeutet, daß es zur Entkopplung der Steuerimpulse an der Zelle gekommen ist. In der Bildersprache könnte man sagen: Es wird ein Haus gebaut (Tumor) nach einem Kuchenrezept (Steuersystem). Eines paßt also nicht zum anderen. Das führt dazu, daß die Maurer nach Gutdünken, aber ohne Plan arbeiten, was zu chaotischen Verhältnissen führt.

Auch wenn eine solche Betrachtung zunächst primitiv erscheinen mag, lohnt sich eine genauere Beleuchtung des Problems.

STANDPUNKT UND SICHTWEISE

Progressive Physiker sind oftmals zugleich Philosophen (!) und stellen Thesen auf, die zunächst aus unserer bisherigen Sicht völlig unsinnig erscheinen. Versucht man allerdings, den eigenen Standpunkt zu verändern, um diese andere Sichtweise besser verstehen zu können, dann wird auf einmal klar, daß beide Seiten Recht haben, daß es tatsächlich nur eine Frage des Standpunktes ist.

Als simples Beispiel können wir eine Walze von vorn oder von der Seite betrachten. Einmal sehen wir einen Kreis, das andere Mal ein Viereck. Ohne den Standpunkt zu verändern, wäre die Erkenntnis des anderen Beobachters niemals nachvollziehbar. Deshalb also Vorsicht mit zu schnellen Urteilen, beide könnten richtig liegen.

Genau aus diesem Grunde wird von der Quantenphysik heute nicht mehr die klassische Ausschlußlogik (entweder - oder), sondern die Fuzzi-Logik (sowohl als auch) angewandt.

MENSCH UND UNIVERSUM

Ein anderer Grund, der uns zwingen sollte, offen genug für neue Gedanken zu sein ist die Tatsache, daß es für die Unendlichkeit des Universums (von der allgemein ausgegangen wird) auch unendlich viele Mittelpunkte gibt. Das heißt:

Jeder Mensch ist selbst der Mittelpunkt, von dem aus er sein eigenes Universum aufbaut.

Demzufolge gibt es auch unzählige Universen! Wie wollen wir also nachvollziehen, welche Sichtweise der andere hat?

Mit hinein in diese Überlegungen spielt der Beobachtereffekt, der aus der Quantenphysik bekannt ist. Wenn ich bei einem Experiment nach einem bestimmten Teilchen, z.B. einem Elektron (negativ geladen) suche, werde ich es irgendwann entdecken. Suche ich aber nach einem Positron, dann werde ich das gleiche Teilchen (!) mit einer positiven Ladung finden, wobei dann die Zeit rückwärts läuft. Das bedeutet für uns, wir bekommen das, was wir erwarten; oder wir sehen nur das, worauf wir programmiert sind. Alles andere geht uns damit verloren. Das heißt auch, wir werden immer nur eine minimale Sicht der Wirklichkeit haben und folgedessen können wir niemals vom Kleinen auf das große Ganze schließen.

Worum wir uns bemühen sollten ist, eine möglichst große Zahl von Teilwahrheiten (Teilerkenntnissen) zu erhalten, um durch unterschiedliche Beobachterstandpunkte, durch vielfältige Betrachtungsweisen die Wahrscheinlichkeit einer bestimmten Einschätzung auf ein Maximum anzuheben.

SUBJEKTIVER STANDPUNKT

Wir können also aus menschlicher Sicht immer nur von Wahrscheinlichkeiten ausgehen, niemals von exakt bewiesenen Erkenntnissen. Der sog. wissenschaftliche Beweis ist immer nur ein Teilaspekt der Wirklichkeit, der nur durch Ausschluß bestimmter störender Parameter geführt werden konnte. Bezogen auf den Menschen heißt das, daß nur starre, sich kaum verändernde Abläufe bewiesen (objektiviert) werden können, da alles Veränderliche bis hin zur Psyche subjektiv, bzw. nicht reproduzierbar und damit unwissenschaftlich ist.

Inzwischen zeigt sich aber, daß es unmöglich ist, ein rein objektives Experiment oder eine solche Untersuchung durchzuführen. Der subjektive Anteil des Beobachters geht immer mit ein.

Für den Menschen gilt deshalb insbesondere:

Je komplexer das System, um so sinnloser werden exakte Aussagen.

GLAUBEN, FÜHLEN, DENKEN

Aber noch ein weiterer Aspekt kommt zum Tragen, der vielen gar nicht bewußt ist. Jeder Einstieg in ein neues Arbeitsgebiet, aber auch in eine neue Thematik (wie z.B. neue Ansätze der Krebstherapie) beginnt mit **Glauben**! Das bedeutet aber keineswegs, daß jeder an diese neuen Gedankengänge glauben muß. Man kann auch genau vom Gegenteil überzeugt sein und voll negativer Skepsis dieses vorliegende Buch lesen. Dann aber glaubt man auch nur das Gegenteil.

Oder meinen Sie, verehrte Leserin oder Leser tatsächlich, daß Sie sofort Ihre gegenteilige Auffassung beweisen können, daß Sie unverzüglich jeden Satz meiner Ausführungen widerlegen könnten? Nein. Sie müssen erst einmal das eine oder das andere glauben und **annehmen**, daß es so oder so und nicht anders sei.

Warum glauben Sie aber nun gerade dieses oder jenes? Das hängt mit dem **Fühlen** zusammen. Denn nur gefühlsmäßig wird man von der einen oder anderen These angezogen. Eine Version erscheint sympathischer, ist logischer (was immer auf dem vorhandenen, persönlichen Wissen aufbaut, das von Mensch zu Mensch völlig unterschiedlich ist!). Diese Affinität zu bestimmten Gedanken ist es also, die den Standpunkt bestimmt, der dann durch das **Denken** eingenommen und damit festgelegt wird.

Glauben - Fühlen - Denken; in dieser Reihenfolge werden neue Erkenntnisse integriert, oder auch abgelehnt.

Verfolgen wir diese Gedanken aus den Forschungen von D. Schweitzer weiter, dann kommt nun zwangsläufig die für viele von Ihnen schier unerträgliche Vorstellung, daß jeder wissenschaftliche Ansatz, jede These immer mit Glauben beginnt.

Um nun diesen Glauben wissenschaftlich zu untermauern und damit abzusichern, folgen Experimente, Versuchsanordnungen, die unter den bekannten harten Kriterien der Wissenschaft (streng objektiv, standardisiert, jederzeit reproduzierbar) durchgeführt werden. Das Problem besteht jedoch darin, daß auf Grund der dazu notwendigen Selbstbeschränkung (Deduktion) damit immer nur ein kleiner Ausschnitt der Wirklichkeit bewiesen werden kann, niemals das große Ganze, am allerwenigsten irgendwelche Zusammenhänge.

EXPERIMENT UND WIRKLICHKEIT

Auch sollte verstanden werden, daß ein mißlungenes Experiment nur aussagen kann, daß diese spezielle Versuchsanordnung falsch war, um einen bestimmten Nachweis zu führen, nicht jedoch die zu beweisende Aussage! Eine negative Aussage ist überhaupt nicht möglich. Durch ein Experiment sind nur positive Beweise, oder gar keine zu erzielen.

Bedauerlicherweise wird dieses Kriterium wissenschaftlicher Arbeit oftmals ignoriert, um mit sog. Gegenbeweisen die Arbeiten Andersdenkender in Mißkredit zu bringen.

Die Wissenschaft ist reich an Negativerfahrungen auf diesem Sektor, wo persönliche Profilierungssucht vor die Wahrheitssuche gestellt wurde. Was in den letzten Monaten in den Zeitungen über Fälschungen in der Krebsforschung zu lesen war, ist nur die Spitze vom Eisberg. Wer selbst in großen Kliniken gearbeitet hat, wird dem hier verübten Wissenschaftsbetrug auf Schritt und Tritt begegnet sein. Die Vertuschung derartiger Manipulationen erfolgt mit sehr bedenklichen Methoden, wobei i.d.R. größere Summen eine Rolle spielen, deren Herkunft kein Geheimnis ist.

Mit einer Statistik läßt sich alles beweisen; entscheidend für das Ergebnis ist die Fragestellung, unter der sie erstellt wurde.

Man kann heute davon ausgehen, daß alle Statistiken, die den sog. Regimen der Chemotherapie zugrundeliegen, falsch sind.

Wieso kann diese ungeheuerliche Behauptung aufgestellt werden?

Laut mehrfachen Umfragen in der Bevölkerung möchten sich über 80% bevorzugt mit naturheilkundlichen Methoden behandeln lassen. Die überwiegende Zahl der Krebspatienten versucht, jeden Strohhalm aufzugreifen, um zusätzlich zur Schulmedizin etwas zu unternehmen, was helfen könnte. Entweder sie suchen Naturheilärzte auf, oder sie nehmen zumindest Vitaminpillen, die Ihnen der Apotheker angeraten hat. Diese „Zusatzbehandlung", die in vielen Fällen deutlich die Lage des Immunsystems verbessern kann, ist den Schulmedizinern oft nicht bekannt, oder wird ignoriert, wirkt sich in jedem Einzelfall jedoch zusätzlich positiv auf den Heilungsverlauf aus. Damit werden die Ergebnisse der Chemotherapie beschönigt, was ihr gar nicht zusteht. Ausgehend von diesen „gefärbten" Statistiken wird aber die Wirksamkeit dieser schulmedizinischen Therapie beurteilt.

WISSENSCHAFT UND FORTSCHRITT

Wer sich also von der etablierten, sogenannten wissenschaftlichen Forschung die Lösung des Krebsproblems erhofft, hat leider nicht verstanden, daß in dem Augenblick, wo beispielsweise ein Impfstoff dagegen existiert, und kein Mensch mehr an diesem Leiden erkranken würde, ein Milliardenmarkt zusammenbricht, was von den Begünstigten niemals hingenommen werden kann.

Wenn es also so ist, daß aus der etablierten Ecke nichts, außer schlimmstenfalls Fehlinformationen zu erwarten sind, daß hier Therapien propagiert werden, die auf falschen Voraussetzungen aufbauen (völlige Vernachlässigung der persönlichen Individualität, der Lebensweise und des Patientenumfeldes), dann werden wir uns wieder mehr und mehr auf den logischen gesunden Menschenverstand besinnen müssen.

Es bleibt also nichts anderes übrig, als ganz von vorn, ganz unten zu beginnen, alle Gedanken aufzugreifen, die von ernstzunehmenden Forschern dieser Welt geäußert wurden, oftmals unter verschiedenen Blickwinkeln, um dann eine einheitliche Theorie zu entwerfen.

Schwerpunktmäßig wird nun hier Bezug auf die Quantenphysik genommen. Aber auch alle anderen Bereiche werden integriert, welche die Lebensprozesse, die den materiellen Strukturen des menschlichen Körpers ihre Dynamik verleihen, in ihren Wechselwirkungen beschreiben können.

FORMEN UND BILDEKRÄFTE

Untersuchen wir gedanklich doch einmal die weltweit immer wieder auftretenden Spontanheilungen von Krebs, die wissenschaftlich exakt dokumentiert sind. Diese werden von bestimmten Universitäten (Erlangen, aber auch in Freiburg) untersucht und gesammelt. Dabei wird genau unterschieden zwischen langsamer Remission und spontaner, also sehr schneller. Es sind auch mehrere Fälle beschrieben worden, bei denen sich sehr große (!) Tumoren quasi über Nacht zurückgebildet haben.

Weil dies äußerst unwahrscheinlich klingt, wird das oft nicht für möglich gehalten. Diese Fälle existieren aber und sind gut dokumentiert. Jeder weiß jedoch, daß selbst für ein Immunsystem, das perfekt arbeitet,

keinerlei Chance bestünde, derart große Tumoren abzubauen, weil die kritische Tumorzellmasse längst überschritten ist, noch dazu in so kurzer Zeit. Es kann also nicht allein das Immunsystem sein, was diese enorme Leistung vollbringt. Es muß noch etwas anderes geben.

Wie aus der Quantenphysik bekannt ist, kann sich Materie in Energie verwandeln und aus Energie wieder Materie entstehen. Beides sind also nur unterschiedliche Zustandsformen von ein und demselben Muster, von ein und derselben Bildekraft.

Diese Aussagen lassen sich noch erweitern.

Formen sind erstarrte Bildekräfte und stellen die Eckpunkte in einem kosmischen Hologramm dar.

Die Struktur des Menschen eingebettet in ein unendliches Hologramm? Eine Störung dieser Form (z.B. Krebs) würde dann nur im kleinen repräsentieren, welche gewaltige Störung im (eigenen) Universum vorliegt? Ein interessanter Gedankengang. In diesem Zusammenhang sind Namen zu nennen wie die der bekannten Wissenschaftler K.Wilber, D.Bohm u.a..

Formen (geordnete Strukturen) stellen das Bindeglied zwischen Materie und Energie dar, denn sie sind der körperliche Ausdruck kosmischer Bildekräfte, die das Wirken einer universellen Intelligenz wiederspiegeln und damit Ausdruck unserer Seelenkräfte sind.

Der Mensch könnte also als eine Schnittstelle zwischen Materie und Energie angesehen werden (die sich ständig ineinander umwandeln), dort wo ein unablässiger Informationsstrom fließt, wodurch jederzeit Impulse für Veränderungen gesetzt werden können.

INTELLIGENZ, IDEE, STRUKTUR

Gehen wir gedanklich von der Struktur aus rückwärts, dann zeigt sich naturgesetzlich, daß keine Struktur im Universum denkbar ist, ohne daß ihr eine Idee zugrundeliegt, ein Schöpfungsgedanke. Dazu ist Intelligenz, also Geist erforderlich. Kein Haus wird gebaut ohne eine Idee, ein Konzept, das in einem Plan fixiert dann in die Realität umgesetzt wird. Dies trifft für sämtliche materiellen Strukturen zu. Der Zufall ist damit ausgeschlossen. Wären wir nämlich Darwin gefolgt, dann ist die „zufällige" Entstehung des Menschen vergleichbar mit einer Explosion in einer Druckerei, durch welche zufällig ein Buch entstand.

R. Matheis beschreibt es so:

> „Die materielle Welt ist in ihren vielfältigen Erscheinungsformen nichts anderes als ein Spiegel der mentalen Manifestationskraft."

Der Geist selbst ist physikalisch dimensionslos. Er existiert im Vacuum (= Nullpunktzustand, ein materie- und feldfreier Raum, der von extremer virtueller Fluktuation erfüllt ist) und bedient sich des Lichts, um Wirkungen hervorzurufen und kann damit eine materielle Realität schaffen.

Diese Nullpunktzustände werden im Organismus ebenso angetroffen wie Supraleitung.

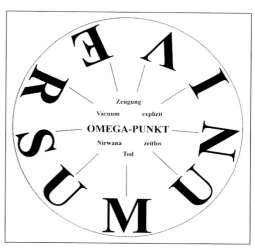

Abb.2: Das unendliche Universum hat unendlich viele Mittelpunkte. Jeder Mittelpunkt kann Vacuumeigenschaften aufweisen und wird auch als Omega-Punkt bezeichnet.

> *Das Vacuum ist der Ausgangspunkt für jede schöpferische Aktivität.*

Es ermöglicht, aus einer unendlichen Vielfalt von Möglichkeiten auszuwählen (entelechiale X 5-Koordinate n. B. Heim).

Bereiche von Schwingungsknoten, z.B. am Solarplexus, oder bestimmte Gehirnzustände (Meditation) können Vacuumeigenschaften haben.

Das Vacuum wird philosophisch auch als Omega-Punkt bezeichnet. Geburt und Tod sind ebenfalls Vacuumzustände.

R. Matheis postuliert:

> „Jedes Energiequant stellt ein Vacuum dar, das sich in rationalen Gedanken manifestieren will (Teilchen), in ganzheitlicher Intuition (Welle), in Inspiration, Kreativität, Innovation, Fühlen, Empfinden und Verhalten."

Die notwendige Bereitschaft des Krebspatienten, sein Leben, Denken und Handeln grundlegend zu verändern, ist das eine. Dies jedoch zu erreichen ist das andere. Dazu muß er einen Vacuumzustand erzeugen können (genaugenommen sehr viele), weil nur dadurch Veränderung möglich ist. Er muß in sich eine totale Ruhe schaffen können, in der alle Kräfte im Gleichgewicht sind, in völliger Harmonie. Aus dieser Position der Ruhe, Gelassenheit und Glückseligkeit erwächst die Kraft, nicht nur zu wollen, sondern auch zu tun.

Wenn etwas in Bewegung gesetzt werden soll, dann gelingt dies nur aus einer Idee heraus, die aus einem Vacuumzustand kommt.

Damit wäre es also theoretisch auch möglich, Ideen, die hinter einer Tumorentwicklung stehen, aufzulösen und durch neue zu ersetzen. Jedes pathologische Gewebe, auch der Tumor stellt also eine Form dar, die einer bestimmten Geisteshaltung entspricht. Diese ist aber das eigentliche, bestimmende, nicht der Tumor selbst.

STRUKTUR UND INNERE ORGANISATION

Wie unbedeutend Formen (Strukturen) in Wirklichkeit sind, da sie nur die Rolle von Kulissen in einem großen Theaterspiel haben, wurde durch die Biologen Maturana und Varela so ausgedrückt:

„Lebende Systeme werden durch ihre innere Organisation gekennzeichnet, nicht aber durch die Eigenschaften der materiellen Struktur."

Alles, was auf der folgenden Abbildung zu sehen ist, ist also nur Mittel zum Zweck. Die Lebensvorgänge selbst und all das, was die Qualität „Leben" überhaupt ausmacht, ist nicht zu sehen. Das sind dynamisch komplexe Prozesse, die nicht im Bild festzuhalten sind.

Genauso verhält es sich aber auch mit der Krebsgeschwulst. Das, was wir davon durch aufwendige Untersuchungen sichtbar machen können, ist eigentlich unbedeutend. Der Prozeß, der sich im Tumor abspielt, die wirksamen Bildekräfte, die ihn hervorgebracht haben und festhalten, können nicht sichtbar gemacht werden, am allerwenigsten das dahinterstehende geistige Potential.

LEBENSKRAFT

Gehen wir gleich noch einen Schritt weiter, versuchen wir eine polare Betrachtung der Situation, dann sollten wir uns primär für die ausgleichenden Gegenkräfte interessieren, die jedem Prozeß innewohnen (YIN-YANG-Prinzip). Diese sind es, die unsere Gesundheit aufrechterhalten, die immer wieder die Voraussetzungen schaffen, damit alle Lebensvorgänge geordnet ablaufen können. Sie sind es, die dann zur Wirkung kommen müssen, wenn wir wieder einmal über die Stränge gehauen, wenn wir uns zu viel Streß zugemutet haben, oder wenn wir schädigenden äußeren Einflüssen (Toxinen, Bakterien, Viren) ausgesetzt waren. Wir können ihre Summe **Lebenskraft**, CHI, Bioenergie o.ä. nennen.

Unser Immunsystem ist prinzipiell in der Lage, durch die jahrtausendealten Erfahrungsmuster, die wir durch die Evolution in uns gespeichert haben, mit jedem negativen

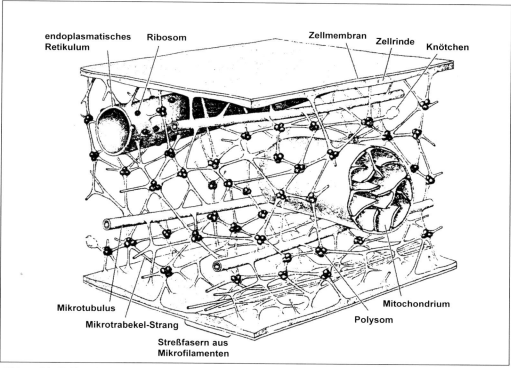

endoplasmatisches Retikulum Ribosom Zellmembran Zellrinde Knötchen

Mikrotubulus Mikrotrabekel-Strang Streßfasern aus Mikrofilamenten Mitochondrium Polysom

Abb.3: Die Zelle mit ihren Strukturen - Keine noch so präzise Untersuchung von Zellbestandteilen wird die wirkliche Ursache, wird das Wesen einer Erkrankung erfassen können. Die funktionellen Lebensprozesse können nicht sichtbar gemacht werden.

Einfluß fertig zu werden. Dazu muß es aber ungestört arbeiten können und der Organismus energetisch ausgeglichen sein.

POLARITÄT

In jedem Krankheitsfalle stellt sich deshalb nicht als erstes die Frage, was zur Entstehung geführt hat. Das ist zwar auch wichtig, aber bereits Vergangenheit. Für die Therapie ist viel entscheidender zu fragen: Was hat im Organismus (im Immunsystem) versagt, warum konnte die Gegenkraft nicht wirksam werden, wodurch wird sie blockiert?

Bezogen auf chronische Erkrankungen heißt das:

Wir interessieren uns primär dafür, was den Organismus (weiterhin) daran hindert, von selbst wieder gesund zu werden.

Jedes Elementarteilchen wird durch Energiequanten hervorgebracht, wodurch Atome und Moleküle entstehen. Nach den Erkenntnissen der Quantenphysik erfolgt sogar ständig ein Wechsel zwischen dem energetischen und dem materiellen Zustand mit sehr hoher Geschwindigkeit.

UNIVERSALES GEDÄCHTNIS

Folgen wir den Vorstellungen des Professors für Physik an der Universität Paris, Charon, dann haben die atomaren Strukturen der Materie (die aus Quanten bestehenden Teilchen) ein universales Gedächtnis. Wir könnten uns deshalb vorstellen, daß beim Aufbau der Moleküle und später der Zellstrukturen alle Erlebnisinhalte, die sich in dieser Zeitebene (Zeitgeist) abspielen, mit in die materiellen Strukturen eingehen. Das bedeutet, daß nicht nur Materie und Energie untrennbar miteinander verknüpft sind, sondern auch die beim Bildungsprozeß gegenwärtigen Umstände. Konkret würde dies bedeuten, daß es „glückliche" und weniger glückliche Zellen und damit Gewebsstrukturen geben würde.

Der Gedanke ist interessant genug, daß wir ihn weiterverfolgen. Ein Tumor mit all seinem Chaos, das er uns bietet, gehört sicherlich zu den „unglücklichen" Zellstrukturen. Zu dem „Unglück" können alle schweren Probleme beigetragen haben, mit denen der Patient nicht fertiggeworden ist.

> *Den Tumor selbst können wir auch als „Mülldeponie" der Psyche auffassen.*

Der Tumorpatient schleppt damit die dunklen Wolken seiner Vergangenheit in materieller Form ständig mit sich herum. Da er nicht davon loslassen kann, weil die Probleme natürlich unbewältigt sind, wird er sein Leiden nicht los.

VIELFÄLTIGE INTELLIGENZ

Auch aus der Stoffwechselforschung (J.Schole, Hannover) gibt es konkrete Hinweise für eine Intelligenz auf zellulärer Ebene, die ein autonomes Verhalten ermöglicht. Dies ist aus der Evolution durchaus nachvollziehbar. Die Zellen bauen beispielsweise selbständig ihre Rezeptoren auf und wieder ab. Sie koppeln sich also eigenständig in den „Funkverkehr" des Organismus ein und wieder aus. Das wäre ohne intelligente Verhaltensmuster nicht denkbar.

Bei den Zellverbänden unseres Organismus handelt es sich um Strukturen, die wir als Gewebe ansprechen, weil sie einen höheren Ordnungsgrad aufweisen, als unbelebte Materie, die den Gesetzen der Thermodynamik gehorchen muß. Der Unterschied besteht im Vorhandensein sog. Organisationsstrukturen, hinter denen notwendigerweise eine höhere Intelligenz stecken muß.

Auch ist inzwischen bekannt, daß Krebszellen über intelligente Entgiftungssysteme verfügen, weshalb selbst hochdosierte Chemotherapie ihrer Unsterblichkeit nichts anhaben kann. Die „Erfolge" einer solchen Behandlung lassen sich häufig an der Rückbildung von Metastasen erkennen, was als vorübergehende Unterdrückung angesehen werden muß, nicht aber als Heilung von diesem Leiden. Nach kürzerer oder auch längerer Zeit tritt der Tumor wieder auf (was inzwischen sogar statistisch signifikant nachgewiesen werden konnte. Durch Chemotherapie wird nach 4-5 Jahren ein neuer Tumor überhaupt erst induziert!), dann aber möglicherweise mit neuem Gesicht und absolut therapieresistent gegen diese Art der Chemotherapie.

FREIWILLIGE SYMBIOSE

Abgeleitet von der Evolution kann man sich gut vorstellen, daß der Zusammenschluß von Einzellern zu Lebensgemeinschaften vor Jahrmillionen freiwillig und bewußt (!) geschah. Die Autonomie wurde zu Gunsten eines Zellstaates aufgegeben. Damit errang der Einzeller Vorteile, da über Arbeitsteilung das Leben ökonomischer ablaufen konnte.

Die Mitochondrien, die „Energiefabriken" der Zellen werden nach Enderlein als primitive Bakterienformen angesehen, die internalisiert wurden. Sie leben als freiwillige „Sklaven" in den Zellen, wodurch sie natürlich Vorteile haben. Sie sind als Spezialisten mit der ATP-Produktion beauftragt, werden aber ansonsten von der Zelle versorgt. Die Mitochondrien sind offenbar genauso freiwillige Mitarbeiter in den Zellen wie die Körperzellen selbst im Organismus.

Denkbar ist aber ebenso, daß Zellen aus diesem Verband wieder ausscheren können, wenn der Zellstaat nicht mehr nach ihren Vorstellungen funktioniert, so wie die Punker heutzutage aus der Staatsordnung bewußt austreten.

ARCHAISCHE MUSTER

Das würde das Verhalten der Tumorzellen erklären, die wieder in archaische Muster zurückfallen (tiefere Evolutionsstufe), weil sie den starken psychischen Druck, der auf der Zellgemeinschaft lastet, nicht länger mittragen wollen, bzw. durch äußere Einflüsse von den kybernetischen Regelkreisen abgekoppelt wurden. Sie unterliegen damit der übergeordneten Steuerung nicht mehr und besinnen sich auf ihre eigene Überlebenstaktik, deren Muster immer noch in der DNS gespeichert ist und von dort abgerufen werden kann.

Da sie den Organismus nicht verlassen können, muß dies zu einer bedrohlichen Situation führen, die sich in dem zerstörerischen Verhalten der Tumorzellen äußert.

Die Umwandlung von einer normalen Organelle zur Krebszelle geht jedoch auch mit der Veränderung der Mitochondrien einher, was nach 40-jähriger Forschungsarbeit (Pschyrempel, Warburg, Schubert) inzwischen weitgehend aufgeklärt ist.

Die Mitochondrien werden wieder autonom, können aber nicht mehr ihre Freiheit erlangen, da sie ihre eigene Identität vollständig zugunsten der Organelle aufgegeben haben. Deshalb kommt es zu einer Umwandlung in verschiedene Zyklogenieformen, aus denen sich unterschiedliche Lebensformen entwickeln können, von Viren über Bakterien zu Pilzen.

Oder aber, es kommt zu einem Zerstörungsprozeß, bei dem sich zuerst die äußere Membran auflöst (Verlust von Phosphatlecithin) und danach die innere (Verlust von Cardiolipin). Der Betriebsstoff für die Aktivität der Mitochondrien ist Wasserstoff (H_2), der zu Wasser oxydiert wird, indem O_2 durch Cytochromoxidase übertragen wird. Die beteiligten Enzyme sind wandständig in fester Bindung zur inneren Mitochondrienmembran.

Auffallend war bisher, daß es bei dem Entartungsvorgang zur Krebszelle zuerst zu einer Blockierung der Atmungskette kommt. Krebszellen verfügen nur über einen Gärungsstoffwechsel.

MÜLLDEPONIE KREBS

Kommen wir zurück zur „Mülldeponie" Krebs, dann läßt sich aus solchen Überlegungen heraus leicht nachvollziehen, warum Frauen so oft Brustkrebs bekommen.

Über die Brust läuft der Magenmeridian, in dem all jene pathologischen Energien zirkulieren, die eine Frau im Laufe ihres Lebens (meist ihrer Partnerschaft !) schlucken mußte.

Dieser Gedanke läßt sich natürlich nur dann aufgreifen, wenn wir Intelligenz und Bewußtsein gedanklich von der anatomischen Struktur eines Gehirns abkoppeln, d.h. von ihrer ausschließlichen Lokalisation in diesem Bereich und auf wesentlich tiefere Schichten, nämlich die Teilchenebene jedes Gewebes übertragen. Auch wenn dies zunächst für uns ungewohnt ist, spricht doch vieles dafür. In der Quantenphysik läßt sich experimentell Intelligenz und Gedächtnis bereits bei den Photonen (Lichtquanten) nachweisen (2-Loch-Versuch).

Kommen wir zurück auf die Spontanheilungen. Wenn es also möglich ist, daß sich sogar große Tumoren spontan zurückbilden können, dann muß hier etwas Besonderes passiert sein. Berichtet wird tatsächlich, daß die Spontanremissionen gerade dann eintraten, wenn die oftmals verbitterten Patienten durch intensive Gespräche ihre falschen Gedankenmuster umfassend und gründlich revidiert hatten. Einige haben beispielsweise durch einen tiefgreifenden Erkenntnisprozeß ihre Haßgefühle für eine erlittene Schmach in ihrem Leben gegen ein umfassendes Verzeihen eintauschen können. Verzeihen heißt aber nicht einfach vergessen können, sondern das Gefühl des Hasses muß einer tiefen inneren Dankbarkeit weichen. Erst dann ist es vollbracht.

Man kann sich regelrecht vorstellen, wie durch dieses neue Glücksgefühl, das diese Menschen innerlich durchflutet hat wie ein gleißendes Licht, die dunklen Wolken der

Vergangenheit aufgelöst wurden, wodurch die „unglücklichen" Zellen erlöst wurden und damit ihren Schrecken verloren. Alles Weitere war dann nur noch Formsache. Durch den wieder hergestellten Informationsfluß und die damit ermöglichte Umprogrammierung (Transformation) fällt das stoffliche Gerüst des Tumors in sich zusammen.

ÜBERGEORDNETE WECHSELWIRKUNGS-KRÄFTE

Den Forschungen des Nobelpreisträgers (1984) Carlo Rubia haben wir die wichtige Erkenntnis zu verdanken, daß energetische Prozesse nicht etwa das Nebenprodukt der Materie sind, sondern daß im Gegenteil die Materie eine Funktion energetischer Wechselwirkungskräfte ist.

Materie kann nur in ihrem spezifischen Energiefeld (Quantenraum), durch das sie hervorgebracht wurde, existieren.

Dieses Muster konnte vom Patienten aufgelöst werden, so daß sich die Materie wieder in Energie auflösen und damit verflüchtigen konnte.

Es wäre nun jedoch völlig mißverstanden, das Krebsproblem auf rein psychischer Ebene lösen zu wollen. Damit wären wir genau wieder am Anfang. Wer obige Ausführungen richtig verstanden hat, wird erahnen, was gemeint ist.

Der Schlüssel zur Krankheit liegt im Zusammenspiel von Energie, Materie und abgespeicherter psychischer Konstellation.

Das Tor zur Heilung läßt sich also nur in einer gleichzeitigen Berücksichtigung aller drei Faktoren aufstoßen.

Die unterbewußten Prozesse, die bei einer Spontanheilung ablaufen, lassen sich auch in der Praxis nachvollziehen.

Wissenschaftlicher Hintergrund

2. Wissenschaftlicher Hintergrund

Kurze Rekapitulation: Sogenannte Bilde-kräfte, denen Gedanken-Quantenstrukturen zugrundeliegen, lassen ständig Materie aus Energie entstehen, wobei zwingend die vorherrschenden Ereignisse (Zeitgeist - äußere Umstände, Gefühle usw.) in der Struktur mit abgespeichert werden.

ZEITGEIST

Zunächst erhebt sich deshalb die Frage, ob die Bildung der Materie sogar eine direkte mathematische Funktion des Zeitgeistes sein könnte. Anders ausgedrückt, ob sich spezifische materielle Strukturen nur unter bestimmten äußeren Verhältnissen entwickeln können.

Die Evolution beweist bereits, daß es letztlich nur so sein kann. Auch der Mensch selbst konnte nur entstehen, als die Zeit für ihn reif war, als sämtliche Umweltbedingungen seine Existenz ermöglichten.

Wenn es also tatsächlich so ist, wäre die nächste Überlegung, ob die Struktur der Materie selbst auch von der vorherrschenden Situation geprägt wird. Auch diese Frage muß klar mit „JA" beantwortet werden, da beispielsweise bestimmte Eßge-wohnheiten sichtbar die stoffliche Ebene verändern (Pykniker versus Astheniker). Dies läßt sich auf alle sonstigen Einflüsse ausdehnen, natürlich auch auf die psychischen. Der Griesgram unterscheidet sich spezifisch vom Optimisten usw.

Wichtig ist natürlich dabei, daß von einer gegenseitigen Beeinflussung (und Bedingung) aller biologischen Prozesse ausge-

gangen wird, da alles mit allem zusammenhängt. Die Folge solcher Überlegungen ist die, daß Symptome, die in einem bestimmten Körperteil auftreten, ihre Entsprechung, oder sogar die Ursache (!) in einem ganz anderen Bereich des Organismus haben können. Die alten Chinesen haben solche Zusammenhänge bereits vor einigen tausend Jahren durch die 5-Elementen-Lehre beschrieben.

DENKEN IN ANALOGIEN

Nach dieser Lehre können Zusammenhänge erkannt werden, die sich sonst unserem Denken entziehen würden, da wir gewohnt sind „waagerecht", d.h. in direkten Entsprechungen zu denken (z.B. gehören Wurzel, Stamm, Äste und Blätter zum Baum).

Die Asiaten denken jedoch üblicherweise in Analogien (sog. „senkrechtes" Denken), was für uns schwer nachvollziehbar ist (z.B. Anämie - Liebesmangel - Leber - Nase - Hals). Das Fehlen dieser Denkweise in der westlichen Welt ist sehr bedauerlich, denn dadurch gehen uns wichtige Informationen über das Wesen einer Erkrankung und die Entsprechungen auf verschieden Ebenen verloren.

Wir können nämlich über dieses Denkmodell Hinweise bekommen, wo die Schwächen oder Stärken eines Patienten liegen.

SPEZIFISCHE ERFAHRUNGSMUSTER

Solche Veränderungen, die bereits auf fein-stofflicher Ebene vorliegen können, werden geprägt einmal durch die Evolution, d.h. die Stärken oder Schwächen, die wir über die Vererbungsschiene mitbekommen. Dann erfolgt aber sozusagen täglich eine Aufmodulation neuer Ereignisse - positiv

**Qualitäts-
merkmale:**

Sinneseindrücke

- visuell (Bauwerk, Umgebung)
- auditiv (Musik, Geräusche)
- taktil (Berührung, Schmerz)
- Geruch (Aroma, Gestank)
- Geschmack (versch. Qualitäten)

Emotionen

- Freude
- Wut
- Trauer
- Angst

Körperzustände

- relaxiert, verkrampft
- Stoffwechsellage (Schock)

Spezifische Erfahrungs-Muster (SEM)

Abb.4: Spezifische Erfahrungsmuster als Zeitqualität - Lerninhalte werden ständig mit neuen Eindrücken verglichen. Sind diese negativ besetzt, kommt es zur Streßreaktion mit hohem Krankheitspotential (Konditionierung).

wie negativ, die wir als **Spezifische Erfahrungsmuster (SEM)** bezeichnen. Diese wirken konditionierend, je nach Stärke oder Häufigkeit, in der sie auftreten.

Schwere Ereignisse bewirken pathologisch anabole Schockzustände, kleinere, sich aber ständig wiederholende Ereignisse wirken als Psychodauerstreß pathologisch katabol.

Diese SEM treten nun aber nicht zufällig auf, sondern sind von unseren *psychischen Verarbeitungsmustern* abhängig, die aller-

dings selbst wieder auf der *eigenen Erfahrung* basieren, sowie dem Zeitgeist.

HÖHERER SINN

Hinter dieser Betrachtung steht allerdings die Überlegung, daß es nichts Sinnloses im Leben gibt. Postuliert man eine übergeordnete Intelligenz, durch die alles im Universum bewirkt wird, dann kann diese nur Sinnvolles zulassen, auch wenn wir es aus unserer Sicht (Sandkorn am Strand) nicht überblicken können.

Ein einschneidendes Erlebnis tritt im Leben eben genau dann ein, wenn die Zeit dafür reif ist. Bei manchen Menschen können wir das förmlich vorhersehen. Der streßgeplagte, sich keine Ruhe gönnende Manager wird seinen Herzinfarkt bekommen - wenn seine Zeit gekommen ist. Beim Krebspatienten ist es im Prinzip nicht anders, nur müssen wir dort nach anderen Merkmalen Ausschau halten.

Deshalb stellt sich die alles entscheidende Frage: Hat sich die Gewebsstruktur (z.B. der Tumor) nur gebildet a u f G r u n d des vorherrschenden Zeitgeistes? Nach logischen Gesichtspunkten wäre es so. Unter anderen Bedingungen hätte sich entweder eine andere Struktur, oder überhaupt nichts gebildet.

UMGEBUNGSVERHÄLTNISSE

Beziehen wir diese Überlegungen auf das Zelle-Milieu-System des Tumors, dann heißt dies unmißverständlich:

> *Die Krebsgeschwulst konnte nur unter den (noch näher zu definierenden) vorherrschenden Bedingungen entstehen (und auch weiterwachsen!). Wenn diese Bedingungen nicht mehr existieren, kann der Tumor ebenfalls nicht mehr fortbestehen und muß verschwinden.*

Dabei taucht noch eine weitere Frage auf: Was hält die Kontinuität der äußeren (und inneren) Bedingungen aufrecht? Was macht die Konstanz aus?

Die äußeren Bedingungen wechseln manchmal sehr stark (Witterung, Nahrungsaufnahme etc.). Sehr konstant sind aber oftmals die Verhältnisse am Arbeitsplatz, die

familiäre Struktur, der Wohnort usw. Damit im Zusammenhang stehen die psychischen Verhaltensmuster, die letztlich die „Krebspersönlichkeit" ausmachen.

Was speziell diesen Punkt ausmacht, möchte ich auf die Arbeiten von Max Lüscher verweisen (Literaturhinweise im Anhang).

Die weiteren Überlegungen betreffen nun den Bezug zu wissenschaftlichen Erkenntnissen über die Entstehung von Materie und damit Gewebsstrukturen.

Weiter oben wurde von Bildekräften gesprochen, vorher bereits von Intelligenz auf atomarer und zellulärer Ebene. Lebewesen bauen bewußt asymmetrische Strukturen auf (Konformation der Eiweißmoleküle, Hormone, Zuckermoleküle). Dissipative Strukturen ermöglichen ihnen die Existenz fernab vom thermodynamischen Gleichgewicht.

NEURONALES FUNKTIONSMODELL

Unser neuronales Netzwerk, das den gesamten Organismus durchzieht, stellt sich nach den neuesten wissenschaftlichen Erkenntnissen sehr komplex dar. Es bildet über Maserstrahlung (hochkohärente Strahlung im Mikrowellenbereich) ein Hologramm (3-dimensionales, stehendes Wellen-Interferenzmuster), in dem die steuernden Aktionspotentiale abgespeichert sind. Es entspricht dem inneren „Energiekörper", der impliziten Welt, der Transwelt n.B.Heim, bzw. dem L-Field n.L.Burr. Keine Veränderung im Organismus ist denkbar ohne eine Veränderung dieses energetischen Musters. Dieses ist verantwortlich für die Stabilität und Erhaltung unserer Struktur und unseres Aussehens.

Für die Tumorgeschwulst existiert natürlich ebenfalls ein bestimmtes Muster, was umprogrammiert werden muß, wenn Heilung eintreten soll. Durch eine Operation wird dieses Muster jedoch nicht automatisch mit entfernt! (Siehe Phantomschmerz). Näheres hierzu wird in „Biophysikalische Informations-Therapie", B. Köhler, G. Fischer-Verlag, erläutert.

SPEICHERN VON INFORMATIONEN

Das intra- und extrazelluläre Wasser des menschlichen Körpers liegt in kristallinflüssiger Form vor und ist damit ein Informationsspeicher erster Güte, wo auch Gefühlsinhalte abgespeichert werden können. Hier sind aber auch die holografischen Strukturen wie in einer Matrize festgehalten. Sozusagen „eingebettet" in diese Kristallform müssen wir uns bestimmte Moleküle vorstellen (z.B.Melanin), die als photooptische Bausteine Biophotonen durch den Organismus leiten. Die Kristallisationsstruktur des Wassers stellt damit die Grundlage des spezifischen Körperzustandes dar, denn diese resoniert ständig mit der Biophotonenstrahlung aus der DNS (Einzelheiten sind nachzulesen in Bischof, M., „Biophotonen - das Licht in unseren Zellen", Verlag 2001).

DYNAMISCHE ORDNUNG

All dies ist notwendig, um eine dynamische O r d n u n g des Organismus aufzubauen und zu erhalten (Selbstorganisation als Lebensprinzip).

Krebs ist nun genau das Gegenteil von einem dynamischen Ordnungszustand. Krebs bedeutet Entkopplung von der körperlichen Integration, Loslösung von der Körperorganisation und damit (Wieder-)Verselbständigung der Einzelzellen, heißt also Abkopplung von dem Informationsfluß des Organismus.

2.1 Die Ursachen von Krebs

Dieser (für den Organismus) chaotische Zustand kann über 3 Phänomene einzeln, oder in Kombination mit unterschiedlicher Gewichtung eingeleitet werden:

1. *Überdosis an ionisierenden Strahlen (vergl. Tschernobyl)*
2. *Überdosis an schweren Umweltgiften (z.B. Dioxin, Seveso)*
3. *Die Gedanken-Quantenfeldstruktur des Patienten.*

Ab einem gewissen Stadium kann aber möglicherweise die Entkopplung von den Zellen selbst herbeigeführt werden. Denn die wiedergewonnene Autonomie bedeutet eine Abkopplung vom Streß innerhalb des Körpers und damit mehr Eigenständigkeit und Lebensqualität für die Zelle selbst. Dies ist nur denkbar, wenn den Zellen eine Eigenintelligenz und damit auch Entscheidungs- und Handlungsfreiheit unterstellt werden kann (Vergl.Kap.1.1).

Diese kann jedoch wiederum nicht so weitreichend sein, daß die Folgen für diese archaische Rückbesinnung auf den evolutionären Urzustand überblickt werden, nämlich daß sie in den Gesamtorganismus eingebunden bleiben und von dessen Versorgung weiterhin abhängig sind, wodurch ihr Handeln zur Katastrophe wird, auch für sie selbst.

Von unserer Warte aus ist es also in höchstem Maße unvernünftig, was die Krebszellen machen, und es hat sehr viel mit Informationsdefizit zu tun.

Es muß also eine Verzweiflungstat sein, die zu dieser zerstörerischen Transformation der Körperzellen führt. Die „Regierung" des Zellstaates muß offenbar völlig chaotisch gehandelt haben, daß es zu dieser bewußten Loslösung aus diesem freiwilligen Zellverbund kommt, wie es nur über ein einschneidendes Erlebnis, einen Schockzustand, oder auch durch langanhaltenden Psychodauerstreß erklärt werden kann.

Welche Mechanismen spielen hierbei eine Rolle?

2.1.1 Psychoenergetik

Es ist höchste Zeit und längst überfällig, daß die Trennung von Körper, Seele und Geist aufgehoben wird und einem ganzheitlichen Verständnis Platz macht.

> *Der Geist ist das Auslösende und bedient sich der Seelenkräfte, um sich durch den Körper zu manifestieren und damit seine eigene Realität zu schaffen.*

In Kap.1.1 wurde bereits einiges über die Krebsentstehung gesagt und über die Beteiligung der Psyche. Es ist nun eine Frage des persönlichen Standpunktes, ob eine Erkrankung als „psychisch" oder „somatisch" angesehen wird. Tatsächlich liegen immer beide Aspekte zugrunde, da sie untrennbar ineinander verwoben sind.

Die Psyche kann aber nicht direkt mit dem Körper reagieren (sagen wir besser „agieren"), sondern braucht einen Mittler, und das ist das Hormonsystem in Verbindung

mit dem Nervensystem. Man kann sich dies am besten als Regelkreis vorstellen.

NEGATIVE GLAUBENSSÄTZE

Ein Hauptproblem stellen die sog. negativen Glaubenssätze dar (vergl. „Psychokinesiologie"), die im Laufe des Lebens erworben wurden und die hinter allen Verhaltensmustern stehen.

„Ich weiß, daß ich ein Versager bin"; „Das habe ich noch nie gekonnt"; „Alle finden mich häßlich" usw. sind mächtige Energiepotentiale mit schwerwiegenden Auswirkungen.

> *Alle seine Handlungen werden von einem Menschen nur auf Grund einer bestimmten inneren Überzeugung erfolgen.*

Alle Handlungen sind Ausdruck wirksamer Seelenkräfte, also vom Geist über die psychische Verhaltensweise zum Ausdruck gebracht, wobei der Körper dabei immer voll involviert ist, was durch bestimmte Körperhaltungen, umschriebene Anspannungen der Muskulatur usw. zum Ausdruck kommt.

Damit werden bestimmte Typen von Erkrankungen konditioniert (vergl. Verkopplung - Entkopplung).

KÖRPERHALTUNG UND PSYCHE

Viel zu wenig ist allerdings bekannt, daß sich nicht nur bestimmte Körperhaltungen fixieren können (Buckel machen, Kopf einziehen usw.), sondern auch jedesmal, wenn bestimmte Muskelgruppen aktiviert werden, gleichzeitig auch das zugehörige psychische Korrelat aktiviert wird (vergl. hierzu „kinetische Ketten", O.Bergsmann). Ein simples Beispiel ist das Ballen einer Faust, was mit Aggression korreliert.

Dies hat für den Patienten, der sich dessen bewußt ist, Konsequenzen. Wenn er seine Schwachpunkte kennt, kann er sozusagen spielerisch, über den Weg der Muskulatur Übungen durchführen, die seinen Problembereich ansprechen. Auf diese Weise erfolgt eine indirekte, ausgleichende Psychotherapie. Ganz unbewußt kommt dieser Effekt auch beim Sport, bei der Gymnastik - überhaupt bei jeder körperlichen Tätigkeit zum Tragen. Das ist sicherlich auch ein Grund dafür, daß Bewegung gesund ist. Selbst bei Routinearbeiten wie Aufräumen, Putzen, Hausarbeit ist dieser positive Effekt vorhanden. Salopp ausgedrückt kann man sagen, daß Essenkochen nicht nur dem Stoffwechsel hilft, sondern auch psychische Spannungen bei der Hausfrau abbauen kann.

Starre und Stoffwechselregulation

Je mehr sich eine innere Haltung durch negative Glaubenssätze fixiert, je weniger Flexibilität vorhanden ist, um so mehr steigt das Krankheitspotential, weil damit primär die Stoffwechselanpassung darunter leidet. Damit wird der Organismus immer anfälliger für äußere Noxen (auch für krebsauslösende Stoffe), wodurch seine Reserven aufgebraucht werden (Vesicel mit stoffwechselaktiven Regulatoren werden nicht mehr aufgefüllt, ATP-Verarmung setzt ein mit all ihren Folgen, z.B. Erniedrigung des Zellpotentials). Für dieses steuerlos gewordene Schiff auf dem offenen Meer ist es dann nur noch eine Frage der Zeit, bis es kentert.

Wie man als Therapeut vorgeht, hängt in erster Linie von der eigenen Ausbildung, vom persönlichen Standpunkt, von der eigenen Philosophie ab. Es ist also wiederum eine ganz individuelle Angelegenheit. Aber genau das ist der Grund, warum sich bei einem Patienten prompte Erfolge einstellen, beim anderen überhaupt nicht. Es ist aber eine unbestrittene Tatsache, daß sich die persönliche Weiterentwicklung, die Weitung des eigenen Horizontes, die Beschäftigung mit allen möglichen Randthemen, auch philosophischen, ohne Voreingenommenheit ausgesprochen positiv und förderlich auf den Therapieerfolg auswirken wird. Aus diesem Grunde werden an dieser Stelle einige Aspekte des Lebens angesprochen, mit denen sich große Philosophen schon immer beschäftigt haben.

Globaler Zusammenhang

Das Krebsproblem ist so alt wie die Menschheit selbst. Krebs macht auch vor Pflanzen und Bäumen nicht halt. Dieser „Ausrutscher" der Natur ist offenbar ein Katastrophenplan, der genetisch vorgegeben ist. Onkogene sind in der Zwischenzeit auch gefunden worden. Es handelt sich also nicht um eine zufällige Reaktion des Organismus. Krebs ist determiniert wie alles in der Natur.

Die Quantenphysik konnte zeigen, daß im Universum alles mit allem vernetzt ist und Zufälle deshalb ausgeschlossen sind. Die Krebsgeschwulst folgt also einer Bestimmung. Sie tritt gesetzmäßig auf.

Auffallend ist allerdings, daß es zu einer zunehmenden Häufung von Krebsfällen kommt, und zwar in der Weise, daß wir von einem typischen Problem unserer Zeit sprechen können.

Schauen wir uns nach anderen „Zeitzeichen" um, so fällt die ebenfalls rapide angestiegene Umweltverschmutzung auf, die Zunahme von Streß und Hektik, die Verfälschung der Nahrungsmittel, Eskalation der Gewalt, fehlendes Verantwortungsgefühl und der Verlust ethischer Werte in der Gesellschaft.

Die Medien versuchen die Katastrophenstimmung künstlich anzuheizen und erzeugen damit unnötige Ängste in der Bevölkerung. Man kann offen von Manipulation und Volksverdummung sprechen, die sich auch in der Kampagne gegen die Naturheilverfahren ausdrückt.

Wir können sicherlich ohne Übertreibung von einer immer mehr um sich greifenden Dekadenz sprechen.

FALSCHE LEBENSZIELE

Der Boden der Manipulation ist Unwissenheit und Fehlinformation. Falsche Ziele werden (u.a. durch die Werbung) als erstrebenswert hingestellt. Das Streben nach Geld und Anerkennung dominiert den Alltag - oder die Arbeitslosigkeit, Hoffnungslosigkeit, Verzweiflung.

Offenbar sind dies keine guten Voraussetzungen, gesund zu bleiben. Die Krebserkrankung (und viele andere chronische Erkrankungen ebenfalls) ist die Quittung für unsere falsche Einstellung zum Leben.

Es muß tatsächlich viel passieren, sehr viel, um aus diesem Dilemma herauszukommen.

Der Mensch braucht ein völlig neues Bewußtsein, das von einem Gemeinsinn geprägt ist unter Aufgabe des Ego.

Das bedeutet keinesfalls Aufgabe der Individualität. Das heißt auch nicht, daß es keinen persönlichen Besitz mehr geben soll und keine Klassenunterschiede. Das wäre eine Utopie, eine Illusion, wegen der im Kommunismus Millionen von Menschen ihr Leben lassen mußten. Das Einzelindividuum war verpönt. Dort waren alle gleich, nur manche eben etwas gleicher...

Der neue Weg ist vorgezeichnet durch das Wassermannzeitalter, in das wir jetzt eintreten. Er bedeutet, daß nicht mehr jeder gegen jeden antritt und nur für sich selbst kämpft, sondern daß alle miteinander, aber jeder auf seine ganz individuelle Art und Weise für ein gemeinsames Ziel, für ein neues Ideal einstehen werden.

NEUORIENTIERUNG

Der Übergang in dieses neue Bewußtsein wird nicht durch die Menschheit selbst ausgelöst werden, dafür ist sie viel zu träge und unbeweglich in ihrem Denken. Das hat die Vergangenheit gezeigt. Es wird durch eine Veränderung der kosmischen Konstellation zu einem Quantensprung kommen, der das Schwingungsfeld der Erde in kürzester Zeit umpolt und sich so auf die gesamte Natur und damit auf uns selbst positiv auswirken wird. Das hört sich für die einen utopisch an, für die anderen wird es Anlaß sein, am Weltgeschehen aktiv mitzuarbeiten. Die Zeichen für diesen Umschwung sind unübersehbar.

Was hat das alles mit dem Krebs gemeinsam?

Aus dieser Überzeugung heraus muß dieses Problem ganz anders, viel umfassender, viel revolutionärer angegangen werden, denn davon läßt sich sehr viel ableiten. Entscheidend sind allerdings Offenheit und

Unvoreingenommenheit, andernfalls blokkieren wir uns wieder selbst.

Sehr viel Grundlagenforschung - auch zu den psychischen Aspekten - wurde von der Quantenphysik geleistet. Wer damit nicht vertraut ist, wird einige dieser Ausführungen befremdlich finden. Derjenige sollte sich über weiterführende Literatur tiefer in die Materie einarbeiten.

MEDIZIN - KUNST ODER WISSENSCHAFT?

In der Vergangenheit waren große Heilkundige Priester, Philosoph und Arzt in einem. Nur durch die damit ermöglichte Weitsicht und die Befreiung von einengenden Denksystemen konnten ganzheitliche Zusammenhänge erkannt und störende Ursachen behoben werden.

Die „Verwissenschaftlichung" unserer Medizin bedeutet jedoch Einengung durch Selbstbeschränkung. Wie wir heute sehen, wurde das in einer Weise betrieben, die den Fortschritt eher gebremst, denn gefördert hat.

Schon der große Chirurg E. F. Sauerbruch äußerte sich öffentlich zu diesem Thema:

„In den letzten Jahrzehnten ist die Medizin zu einer rein naturwissenschaftlichen Disziplin gestempelt, vielleicht sogar herabgewürdigt worden, ... denn keinesfalls ist sie - und darf es nicht einmal sein - eine Wissenschaft.

... So entspringt das Wesentliche in unserem Fach nicht der Wissenschaft, sondern dem inneren Wesen des Arztes. Die naturwissenschaftliche Medizin hat diese Erkenntnis getrübt."

Sehr viel könnte die Medizin jedoch von der Quantenphysik lernen. Hier werden bereits Lösungen angeboten, die eine adäquate Antwort auf die Probleme unserer Zeit bedeuten. Bedauerlicherweise werden aber immer noch Therapiemethoden, die auf diesen Erkenntnissen beruhen, wie z.B. die Biophysikalische Informations-Therapie, bekämpft.

ENTSTEHUNG VON MATERIE DURCH INFORMATION

Die Quantenphysik geht davon aus, daß unser ganzes Universum aus einem „Quanteneinheitsbrei", aus einer „Quantensuppe" besteht, einer unendlichen Zahl von Energie-Impulspaketen also, die nur darauf warten, sich auf Grund einer beliebigen Information zu manifestieren.

Aus dem impliziten Energievorrat wird dadurch ein expliziter Zustand, eine Form, z.B. eine bestimmte Gewebsstruktur wie die Krebsgeschwulst. Es kommt also nicht auf die Quanten selbst, sondern auf die Information an, was letztlich geschieht. Genauso ist der umgekehrte Weg möglich. Durch eine andere Information läßt sich der Zustand transformieren. Hierbei spielt aber die Kohärenz (Gleichförmigkeit der Schwingungen) eine große Rolle.

Aus Photonen entstehen so Nucleonen (Masseteilchen) und Gravitonen, die für die Schwerkraft verantwortlich sind. Damit jedoch Materie entstehen kann, muß die hohe Schwingungsfrequenz der Energiequanten abgesenkt werden und die Informationsdichte soweit erhöht werden (Zunahme der Kohärenz), daß eine Naturkonstante erreicht wird, nämlich das Verhältnis von etwa einer Milliarde Energiequanten zu einem Masseteilchen.

Die Kohärenz der Informationsschwingung muß so hoch sein, daß sie etwa 1 Milliarde Quanten erreicht, um sich materialisieren zu können.

Die implizite „Quantensuppe" stellt die Einheit dar, die alles miteinander verbindet, aus der über eine hochkohärente Information (definiertes Schwingungsspektrum bestimmter Frequenz) die explizite polare Realität entsteht. Dieser Vorgang läuft 10^{15} mal in der Sekunde ab, d.h. unser Universum zerfällt ständig und baut sich aber sofort wieder auf. Darin liegt eine ungeheure Dynamik und gleichzeitig die Chance für schnelle und grundlegende Veränderungen (Beispiel chemische Reaktionskaskade bis hin zur Explosion).

ERWARTUNGSHALTUNG

Die Fixierung der Realität in der Weise, wie wir sie erleben, geschieht durch uns selbst, durch unsere Erwartungshaltung, durch unsere Fragestellung.

Wir schaffen uns unsere eigene Realität in jedem Augenblick neu.

Das bedeutet, daß wir am Schöpfungsprozeß unablässig beteiligt sind, daß wir selbst es sind, die für ein erfülltes glückliches Leben sorgen, oder sich über falsche Lebensideale (und negative Glaubenssätze) ein hohes Krankheitspotential schaffen. Auch die Krebsgeschwulst ist ein Produkt unseres (fehlgeleiteten) Geistes.

Wenn wir als gläubige Menschen Gott anrufen, nehmen wir Kontakt zur „Quanten-suppe", zur Einheit auf. Aus diesem Vacuum (vergl.Kap.1.1 Bestandsaufnahme) heraus können wir neue Ideen verwirklichen.

Es entsteht jedoch **Angst**, wenn wir uns von unserem ICH entfernen, weil wir uns damit von unserem göttlichen Ursprung, vom Urvertrauen lösen. Wir bleiben uns aber dann treu, wenn wir erfahren haben, wer wir sind, wo unsere Stärken und Fähigkeiten liegen, die wir uns über Erfolgserlebnisse bewußt machen konnten, die uns Sicherheit und Vertrauen geben, wodurch sich die Angst verliert.

Diese Selbsterkenntnis kann nur über die Gefühlsebene, nicht über den Verstand erfolgen. Das Hineinhorchen, das intuitive Erfassen von Situationen und Bildern (rechtshirnige Leistungen) muß allerdings erst wieder geübt werden (Kinder können es noch). Es ist dem Leistungsdenken (linkshirnig) zum Opfer gefallen.

MANGELNDES SELBSTWERTGEFÜHL

Von daher stammt leider die ständige Versuchung, zu werten und bewerten, vergleichen, urteilen und verurteilen. Dies verhindert die Ausprägung individueller Fähigkeiten.

Das menschliche Individuum ist unvergleichbar. Es ist einmalig.

Vergleichen führt zu Urteilen, Urteilen zu Schuldzuweisungen, Schuld zu Minderwertigkeit. Damit verlieren wir unsere Freiheit und werden manipulierbar, weil Eigenverantwortung abgelehnt wird.

Damit geht uns aber die einmalige Chance verloren, eigenständige und eigenverantwortliche Lebenserfahrungen zu machen. Lebenserfahrung heißt transpersonale Geistprägung, d.h. bestimmte Ideen (aus der Unzahl der Möglichkeiten, X5-Koordinate nach B.Heim) werden über (z.T. auch schmerzliche) Bewußtwerdungsprozesse verwirklicht (X6-Koordinate nach B. Heim) und in ihrer Bedeutung erkannt.

Krankheit ist oft der körperliche Ausdruck nicht erfüllter Grundsehnsüchte. Da diese im Leben nicht erfüllt wurden, werden sie in Form von Symptomen künstlich produziert. (R. Stühmer)

SPANNUNGSFELD DASEIN UND UMGEBUNG

Schematisch läßt sich der Werdegang eines Menschen und seine Disposition zu einer Erkrankung so darstellen:

Die Kardinalfrage lautet deshalb für den Patienten: Was hat ihn gehindert, sein wahres ICH zu leben und mit welchem selbsterschaffenen Umgebungsquantenfeld muß er sich jetzt auseinandersetzen?

LERNZIEL

Aus den bisher gemachten Ausführungen heraus ergibt sich für den Patienten ein Lernziel, das wir ihm in Gesprächen verdeutlichen müssen.

Eigentlich ist das Prinzip ganz einfach, wie so oft im Leben, nur bei der Durchführung hapert es meist.

Es kommt einzig und allein darauf an, daß der Patient lernt, das Übergewicht seines linkshirnigen rationalen, analytisch-bewertenden Denkens abzubauen, um verstärkt sein rechtshirniges intuitives, gefühlsorientiertes Handeln zu üben.

Geburt
↓
Entwicklung der Fähigkeiten,
die Umwelt mit den 5 Sinnen wahrzunehmen
↓
durch übertriebene Orientierung im Außen
Überbewertung der Umgebung (Realität)
↓
Spiegelfunktion der Umwelt für das eigene
Denken und Handeln wird nicht erkannt
↓
Beginn von Vergleichen
Werten und Bewerten
Urteilen und Verurteilen
↓
Einordnung des Selbst
in eine künstliche Hierarchie
↓
Auftretende Diskrepanz zu eigenen Vorstellungen
↓
Minderwertigkeitsgefühle
Unzufriedenheit
↓
Kompensation durch unechte Lebensweise
durch Unaufrichtigkeit sich selbst
und anderen gegenüber
↓
Verlust der wahren Identität
↓
Ängste durch Entfernung vom ICH
↓
Kompensation nicht erfüllter Sehnsüchte

Dazu sollte er erst einmal herausfinden, wer er ist, wo seine Stärken, seine Neigungen, seine Wünsche liegen.

Die Antworten, die dann intuitiv über seine Gefühle und in der Bildersprache zu allen gestellten Fragen kommen, gehen konform mit seiner wahren Identität, sind damit naturgesetzlich und harmonisch, wie alles Streben in der Natur auf Ausgleich ausgerichtet und damit gesundheitsfördernd.

WAHRES ICH

Der Patient wird damit in die Lage versetzt, sein wahres ICH zu entdecken, was ihm Selbstvertrauen und Mut gibt und seine Angst nimmt, um dann seine individuellen Spannungsherde, seine Konflikte mit anderen Menschen durch Großmut in Liebe aufzulösen. Er wird dann erkennen und akzeptieren können, daß wir alle Gotteskinder sind, mit allen Stärken und Schwächen, daß niemand vollkommen ist und daß sich Aggressionen gegen einen anderen Menschen immer direkt gegen ihn selbst richten.

Er wird aber auch zu seiner Erkrankung eine neue Einstellung lernen müssen.

Dazu gehört das Verständnis für diesen jetzt spürbaren Funktionsausfall, wobei durch den Eintritt der Erkrankung schlimmeres verhütet wurde. Diese „Vollbremsung" des Organismus (das Aufleuchten der Warnlampen wurde früher leider ignoriert) war die einzige Möglichkeit, einen Totalcrash zu vermeiden.

DIE REALITÄT ZEIGT DAS OPTIMUM

Wir müssen uns darüber im Klaren sein: Jede Situation, in der wir uns befinden, ist stets das Optimale von dem, was wir in dem Moment erreichen konnten. Sie sollte deshalb unter diesem Aspekt gemeistert werden. Unzufriedenheit führt zu nichts. Mehr war eben nicht machbar, also ist es besser, jede Situation so anzunehmen, wie sie ist (Leitspruch: „So wie es ist, ist es gut").

Krankheit ist auch nur die Summe der zur Verfügung stehenden Möglichkeiten und das Produkt aller jetzt wirksamen Kräfte.

Die Krankheit stellt das Optimum, wirklich das maximal Erreichbare für den Patienten in diesem Moment dar, weil mehr auf dem Weg zum harmonischen Ausgleich aller Kräfte (Gesundheit) aus verschiedenen Gründen nicht möglich war.

Er sollte deshalb nicht in gewohnter Weise „gegen" seine Erkrankung etwas tun, sondern für seinen Organismus, zur Aktivierung der Lebenskraft. Nur durch aktives, positives Tun können Veränderungen bewirkt werden, die dann wieder das Optimum, aber eben ein anderes darstellen, das nicht mehr Krankheit heißt.

Bonhoeffer sagte dazu:

„Wir müssen von den kleinen Gedanken, die uns täglich belasten, immer zu den großen kommen, die uns stärken."

NATURGESETZLICHES KRÄFTESPIEL

Wir sind eingebunden in ein komplexes Spiel von Kräften, die den Naturgesetzen gehorchen und ständig bestrebt sind, einen Ausgleich (und damit Harmonie) zu bewirken. Der gesamte Kosmos unterliegt den Harmoniegesetzen.

Wenn wir uns durch Handlungen, die auf negativen Emotionen basieren, gegen dieses göttliche Harmoniestreben der Natur stellen, werden wir den Ausgleich u.U. sehr schmerzlich als Krankheit erfahren.

Dazu gehört auch der sorglose Umgang mit allopathischen Mitteln, weil diese eine Wirkung erzwingen, ohne für den Ausgleich zu sorgen (siehe Nebenwirkungen).

Es ist bei der Therapie ohnehin nur solchen Maßnahmen der Vorzug zu geben, die geeignet sind, die Lebenskraft zu stärken. Stahl, Strahl oder Chemotherapie können nur als in manchen Fällen vorübergehend notwendige Übel angesehen werden.

Das Universum kann auf Dauer nur in seiner gegebenen Form bestehen, weil das Kräftespiel durch Naturgesetze geregelt ist. Diese Gesetze gelten im Großen wie im Kleinen, damit auch für unseren Organismus, jedes Organ und alle Zellen. Jeder Zustand, der sich einstellt, Wohlbefinden oder Mißstimmung, Gesundheit oder Krankheit zeigt in jedem Augenblick das Resultat des gerade vorherrschenden Kräftespiels (konkret die momentan erreichte Stoffwechselanpassung), welches immer um Ausgleich bemüht ist. Gelingt dies maximal, fühlen wir uns wohl. Bleibt die Anpassung längere Zeit aus, werden wir krank.

SELBSTBESINNUNG

Der Weg dahin ist vorgezeichnet. Dafür gibt es Prodromi, die eigentlich nicht zu übersehen sind. Sie gehen aber meist in der Hast des Alltags unter und werden verdrängt. Empfehlenswert wäre deshalb, von Zeit zu Zeit im Tagesablauf innezuhalten, zu verharren und in sich hineinzuhorchen, zu prüfen, ob der Zustand, in dem wir uns befinden, ein wohliges, angenehmes Glücksgefühl widerspiegelt, oder ob wir sehr weit weg davon sind.

Die notwendige Korrektur sollte umgehend erfolgen und sich immer am Gefühl, nicht am Ausbleiben von Symptomen orientieren.

Nur wenn das Gefühl stimmt, leben wir richtig.

Der chronisch Kranke ist in eine starke Energieströmung hineingeraten, in einen Sog sozusagen, die er mit tausenden anderen Patienten teilt. Der Grund, daß er überhaupt auf diesem Weg ist, ist hauptsächlich der, daß er eben nicht seine (eigenen) Gefühle und Träume ausgelebt hat, sondern falschen Zielen nachgejagt ist. Unter Gefühl ist die innere Sehnsucht zu verstehen, die unerfüllt bleibt, nicht jedoch Emotionen wie Wut, Zorn u.ä.

HERDENTRIEB

Es kostet, nachdem nun alles so festgefahren ist, große Anstrengung, um aus diesem Schwingungsfeld herauszukommen. Die Kohärenz dieses Feldes ist der Grund dafür, daß es mit kleinen Veränderungen nicht getan ist, sondern richtige Umwälzungen durch den Patienten selbst stattfinden müssen.

Hier paßt ein Vergleich ganz gut. Der Patient schwamm „ahnungslos" (ohne die eigene Bestimmung und Lebensaufgabe zu erkennen) mit vielen anderen Schwimmern in einem ruhigen Nebenarm eines großen Flusses. (Das Leben plätscherte so dahin). Weil er dessen überdrüssig wurde, wollten er und andere auch mal sehen, was „draußen" los war (falsche Motivation, Werbung) und ließ sich in den großen Strom treiben. Er war der Strömung nicht gewachsen, sie riß ihn mit (Krankheit). Gegen den Strom kam er nicht an (Reserven aufgebraucht). Nach Bewußtwerden der Situation (Rückkehr zum ICH und Überwindung der Angst) fügte er sich zunächst in seine Lage und ließ sich freiwillig (Akzeptieren) weitertragen, um die Eigenschaften dieses unbekannten Gewässers erst einmal zu erkunden (Arbeit an der

Krankheit). Nachdem er das geschafft hatte, schwamm er zum Rand in die langsame Strömung und verließ den Fluß. Er war aber inzwischen weit abgetrieben und kam nicht mehr an die alte Stelle zurück (Neuorientierung).

ARBEIT AN DER KRANKHEIT

Die Zeit einer Erkrankung sollte aktiv genutzt werden. Nicht das rasche Gesundwerden ist vordergründiges Ziel, sondern die Aufarbeitung der Krankheitssymptome selbst. Dazu müssen diese erst einmal als positiver Teil des eigenen Organismus akzeptiert werden, auch wenn der Schmerz noch so heftig ist. Er sollte nicht abgelehnt, sondern als Möglichkeit einer tiefgehenden Erfahrung, die der Patient mit seinem Körper machen kann, genutzt werden. Dazu muß er in den Schmerz hineingehen, in die Tiefe seines Körpers, seiner Organe, seiner Zellen. Er sollte sich nicht scheuen seinen Schmerz anzusprechen, mit ihm zu reden, ihn zu fragen, was er bedeutet und wie er, der Patient, selbst Abhilfe schaffen kann.

Dabei ist es wesentlich, zu verstehen, daß der Schmerz nicht in der gleichen Weise antworten wird, sondern daß die Antworten über die Gefühle, über die Intuition kommen, z.T. auch in Bildern, was erst erlernt werden muß. Es kostet jedoch wenig Übung, um damit umgehen zu können. Nur tun muß es der Patient.

INNERE EINSTELLUNG UND AKTIVES TUN

Überhaupt liegt die große Chance zur Überwindung einer schweren Erkrankung nicht im passiven Abwarten, sondern im Tun selbst. Das gesteckte Ziel, nämlich das alleinige Ausrichten auf das Gesundwer-

den, ist dabei eher hinderlich. Keinesfalls sollte der Blick nur darauf ruhen. Dadurch verkrampft sich der Patient leicht, vor allem dann, wenn nicht alles so gut läuft wie erhofft. Er sollte lernen, sich so sehr in seine Arbeit an der Erkrankung zu vertiefen, daß er „vergißt", daß er eigentlich gesund werden wollte. Damit fällt jedes verkrampfte Wollen, jedes Erzwingen weg, das den Organismus in seinem Wiederherstellungsprozeß nur stören würde.

Deshalb ist es notwendig, daß jeder Tag, jede Stunde der Erkrankung genutzt wird, um Erfahrungen mit dem kranken Körper zu machen, die Erkrankung also voll auszuleben, jedes Detail „auszukosten" (auch wenn dies paradox klingen mag) und dabei das Voranschreiten der persönlichen Weiterentwicklung, die mit dem Genesungsprozeß gekoppelt ist, zu beobachten. Die Krankheit ist schließlich zu einem Teil des Lebens geworden und sollte als solcher auch gelebt, nicht verdrängt, ignoriert oder sogar bekämpft werden.

TIEFERE ERKENNTNIS

Der Patient sollte verstehen, daß in der Krankheit die große Chance besteht, die Schwachpunkte seines Organismus und die Zusammenhänge mit seiner seelischen Grundstruktur zu entdecken. Dabei offenbart sich etwas von seinem Innersten, das es zu erkennen gilt. Je mehr aufgedeckt wird, um so mehr kann verändert werden. Es ist wie bei einer Schatztruhe. Wenn wir gesund sind, bleibt diese verschlossen. Der Sesam öffnet sich nur im Krankheitsfall.

Es ist klar, daß über das Erforschen der Erkrankung nicht gerade die Sonnenseite ans Tageslicht kommt. Der Patient sollte sich deshalb auf seine Schattenseiten einstellen, auf die Dinge, die er ein Leben lang verdrängt hat. Das kann Ängste auslösen, die nicht gerade förderlich sind und deshalb selbst wieder aufgelöst werden müssen. Dazu ist es notwendig, völlig, wirklich total von dem Gedanken loszulassen, ob er jemals wieder ganz gesund wird, oder ob er sterben muß. Ein „Wollen" wäre hier ausgesprochen hinderlich. Erst die innere Entspannung bringt den notwendigen Frieden, läßt die Immunabwehr optimal arbeiten, nicht das Anklammern an das Leben aus Angst vor dem Tod.

Einstein hat gesagt:

„Nichts geht verloren, nur der Schwingungszustand verändert sich."

RÜCKBESINNUNG

Es gibt sicherlich nur den ganz individuellen Weg, wie der Patient seine Angst verlieren kann. Der Weg führt über die Rückbesinnung zum ICH zur Wiederherstellung des Urvertrauens.

Tatsächlich kann die Einsicht in nicht mehr zu ändernde Lebensabläufe die Angst vor dem Tod nehmen und damit völlige Freiheit schenken, aus der heraus ein enormes Heilungspotential mobilisiert werden kann.

Viele Spontanheilungen in fortgeschrittenen Stadien unterstreichen dies.

Die positive Hingabe in das Tun, in die Bewältigung seiner Erkrankung ist der Schlüssel. Es wäre natürlich manchmal viel einfacher, ein Analgetikum zu nehmen (was in schweren Fällen auch unumgäng-

lich erscheint), aber es wird damit die Möglichkeit verschenkt, tiefgreifende Erfahrungen über Ursachen und Ursprung zu machen.

Wer aber an die Quelle herankommt und diese in Liebe auflösen kann, wird im Schmerz höchstes Glück erfahren.

ERKENNTNISPROZESSE

Alles, was getan werden muß, sollte freiwillig und ganz bewußt erfolgen. Dadurch gibt es keine unangenehmen Arbeiten, sondern nur Erfahrungen, und die sind immer positiv. Über das Heranziehen und Ausleben der Gefühlsebene erfolgt die notwendige Koordination beider Hirnhälften, wodurch überhaupt erst weitreichende Erkenntnisprozesse möglich sind.

Zu den notwendigen Erkenntnissen, die der Patient gewinnen sollte, gehören die negativen Glaubenssätze. Es gibt in der Psycho-Kinesiologie Techniken, mit denen solche Fehlprogrammierungen erkannt und gelöst werden können. Gut wäre es allerdings, wenn der Patient bei seiner Arbeit selbst dahinterkäme und diese auflösen könnte. Ein solches aktives Erfolgserlebnis ist höher zu bewerten, als passive Eingriffe.

Wichtig ist, daß in diesen Erkenntnisprozeß integriert wird, daß sich jede Transformation, die der Patient bei sich selbst vornimmt, auf das gesamte Universum (die „Quantensuppe") auswirkt und damit auch positiv auf alle seine Leidensgenossen, mit denen er über sein Quantenfeld verbunden ist.

VERANTWORTUNG

Das erhöht das **Verantwortungsgefühl** sich selbst, seinem Nächsten und der Natur ge-

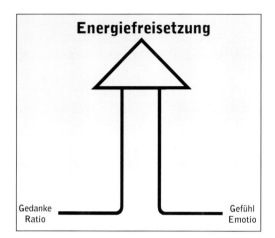

Abb.6: Psychoenergetik: Maximale Energieumsetzung (das Bewirkende) bei Verstärkung von Gedanken durch Emotionen

genüber, ein ethischer Wertbegriff, der bedauerlicherweise auch zum Stiefkind unserer Gesellschaft zählt.

Gesundwerden ist kein Vorgang, bei dem im Organismus nur ein Schalter umgelegt werden muß, sondern ein Prozeß, der sehr viel mit Bewußtwerden, Neustrukturierung des Denkens und Loslassen zu tun hat.

Durch Gefühle wird der Zeitfaktor eingeschaltet, wodurch ein Gedanke umgesetzt und etwas bewirkt werden kann.

GEDANKENFORMEN

Wie oben ausgeführt, steht hinter jeder Struktur eine Idee.

Die Entstehung des materiellen Substrates, des kranken Gewebes, des Tumors aus einer Gedankenfeldstruktur läßt sich an diesem Stufenschema leicht nachvollziehen. Es zeigt die übergreifenden Zusammenhänge

der verschiedenen Funktionseinheiten und die Umsetzung von Information in Struktur.

Der Quantenphysiker J. T. Muheim (ETH Zürich) sagte dazu:

„Etwas anderes als materiebelegte und materiefreie Gedankenformen gibt es, streng genommen, im spirituellen Kosmos gar nicht. Der Begriff „Gedankenform" ist dabei physikalisch sehr weit gefaßt, und er umfaßt unendlich komplexe, dynamische Seinsformen, denen wiederum das ganze, von Null bis Unendlich reichende Kopplungsspektrum zugrunde liegt."

Kopplungen sind dimensionslose Zahlgrößen, mit denen man physikalische Felder charakterisiert.

Und weiter:

„Der Mensch ist Gedankenform und kreiert ständig quasiautonome Gedankenformen, mit denen er überdies für alle Zeiten verbunden bleibt.

Auch das Krebsleiden ist eine Gedankenform".

(Vergl. Kap.4.2)

Der Krebspatient ist „gefangen" in seinen Gedanken-Feldern und den Umgebungsfeldern. Das positive Resultat von medizinischen Untersuchungen und zunehmende Angst verstärken den Effekt.

EMOTIONEN

Von allen Emotionen steht die **Angst** weit im Vordergrund. Sie spielt sowohl bei der Krankheitsentstehung (was man fürchtet,

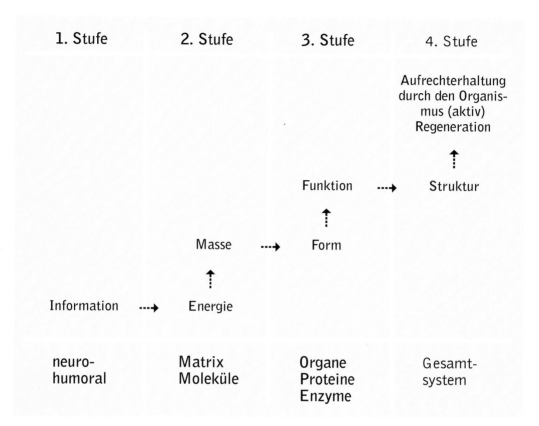

Abb. 7: Wechselwirkungen von Information - Form - Funktion (frei nach M. Rimpler)

zieht man an), als auch bei dem Gesundungsprozeß die Hauptrolle. Angst geht mit dem Verlust des Urvertrauens in die Schöpfung einher. Nach der Akupunkturlehre ist Angst das psychische Korrelat der Niere, und hier sitzt nach alter chinesischer Auffassung die Urenergie, die über unser Wohlergehen entscheidet und die eigentliche Lebenskraft darstellt.

Angst schwächt die Niere und damit die Urenergie, wodurch die Krankheitsbereitschaft steigt, bzw. das Gesundungspotential abnimmt. In der Stoffwechselregulation blockiert Angst das GHRH und verhindert die Freisetzung von STH und damit den Ausgleich der katabolen Stoffwechsellage des Krebses.

Es gibt mehrere Möglichkeiten, diese tiefsitzende Existenzangst zu überwinden. Ganz gleich welcher Weg beschritten wird - dieser Aspekt verdient starke Beachtung.

Das Angst-Psychefeld ist als Schutzfaktor vorgesehen, um Leichtsinn vorzubeugen.

Das Depressions-Psychefeld entsteht erst nach Anhäufung von Umwelt- oder Stoffwechselgiften in Leber und Darm, sowie von unverarbeitetem Psychomüll. Beide Felder, das Depressions- und das Angst-Psychefeld wirken immunsuppressiv.

MULTIFAKTORIELLES GESCHEHEN

Eine Hauptrolle für die Krankheitsentstehung spielen aus quantenphysikalischer Sicht deshalb folgende Faktoren:

1. **Konstitution** (Erbanlagen und Störfaktoren bei der evolutionären Embryonalentwicklung)

2. **Umwelt-Quantenfeld** (Familie < Partner! Eltern! >, Beruf, Wohnort)

3. **Angst- und Depressions-Psychefeld**

4. **Mentales Psyche-Quantenfeld** (DNS als Transformator, Interaktion mit 5.)

5. **Quantenfeld der Gefühlsebene** (kristallines Wasser und Hormone als Resonatoren, Interaktionen mit 3. und 4.)

6. **Zeitgeist**

7. **Karma**

Damit ist erklärt, warum auch Kleinkinder Tumore entwickeln können.

Als Fazit aus diesen umfangreichen Ausführungen über Psychoenergetik lassen sich einige Kernsätze herausziehen, welche der Patient vollinhaltlich akzeptieren sollte. Es handelt sich dabei um die komprimierte Darstellung eines logisch plausiblen Konzeptes mit wissenschaftlichem Hintergrund, der den derzeitigen Stand der Forschung wiederspiegelt. Hat der Patient Probleme damit, sollte im Rahmen der Patientenführung (Kap.4.4) Verständnis dafür geweckt und die schwierigen Stellen gezielt in Gesprächen angegangen werden.

> *Es ist nicht möglich, den Krebs zu überwinden, wenn der Patient in seinen alten Denkmustern verhaftet bleibt.*

Folgende Zusammenhänge sollten als Grundlage der persönlichen Veränderung dienen:

- *Der gesamten Natur liegt ein Harmoniebestreben zugrunde, wonach alle gegensätzlichen Kräfte (Polaritäten) nach Ausgleich streben.*

- *Sämtliche Abläufe in der Natur erfolgen nach strengen Gesetzen, denen auch wir unterworfen sind. Zufälle sind ausgeschlossen.*

- *Wir schaffen uns die eigene Realität innen und außen über das Wirken unseres Geistes durch unseren Körper.*

- *Wir verfügen über den freien Willen, die Harmonie zu stören, unterliegen dann aber den Folgen des gesetzlich erzwungenen Ausgleichs der Kräfte.*

- *Jede Situation spiegelt immer den Zustand wieder, der unter den gegebenen Umständen erreichbar war. Die Variable sind wir, mehr war einfach nicht drin.*

- *Unser „richtiges" Verhalten können wir nur in jedem Augenblick und ganz individuell über die Gefühlsebene erfahren, nicht durch allgemeine Vorschriften.*

Folgende Leitsätze können helfen, diese Erkenntnisse im täglichen Leben umzusetzen:

- *Akzeptiere diese selbstgeschaffene Situation*
- *Mache aktiv das Beste daraus durch T U N.*
- *Lebe den Augenblick voll aus durch aktives Handeln, auch die Krankheit.*
- *Löse Dich von den Gedanken an Vergangenheit und Zukunft.*
- *Die Realität geschieht J E T Z T.*
- *Lebe nach Deinen Gefühlen und Sehnsüchten.*

2.1.2 Stoffwechselregulation

Der engagierte Therapeut, für den seine Praxisaußenmauern nicht die Grenzen seines Interesses an der Medizin markieren, wird schon längst den Trend bei den Therapiestrategien unserer Zeit festgestellt haben: Wissenschaftler und Pharmaindustrie setzen ganz klar auf Gentechnologie.

Was bedeutet das für uns? Es sind märchenhafte Ausblicke in die Zukunft, wenn Interferone, Interleukine oder andere Immunfaktoren via „Bakterienfabrik" relativ preiswert und in größeren Mengen verfügbar zur Behandlung eingesetzt werden können. Antikörper werden in Zukunft „fabriziert" und gezielt zur Bekämpfung bestimmter Erkrankungen, bis hin zum Krebs angewandt. Schwere Leiden können dadurch in absehbarer Zeit ihren Schrecken verlieren, weil prinzipiell für jedes Problem in Zukunft Gentechnologie zur Verfügung stehen wird.

KAUSALITÄT

Nobelpreise, sogar nach Deutschland, wurden schon vergeben, Wissenschaftler greifen gottgleich in die Schöpfung ein. Wer muß sich da noch Gedanken um die Entstehung von Krankheiten, um Kausalitäten, tiefer liegende Ursachen, psychische Belastungen machen?

Ich persönlich glaube, daß wir auf einem ganz gefährlichen Irrweg sind. Die weltweite Euphorie ist aus wissenschaftlicher Sicht durchaus verständlich, lenkt jedoch völlig ab vom eigentlichen Wesen der Krankheit. Das emsige Treiben der Genwissenschaftler und die mit Verlaub gesagt „verbohrte" Sichtweise, nicht zuletzt auch aus wirtschaftlichen Gesichtspunkten heraus, die immer wieder zu hörenden Beschwichtigungsversuche, wenn auf Gefahren hingewiesen wird (vergl. „Zauberlehrling" v. Goethe), das alles erinnert sehr stark an die Aktivitäten der Atomindustrie. Auch hier wurde (und wird) leichtgläubig mit unbekannten Gefahren umgegangen, unter deren Folgen wir alle schon zu leiden hatten.

Wir sind beseelte Geistwesen, die sich körperlich manifestiert haben. Diese Auffassung hat mit Esoterik nichts zu tun, sondern ist derzeitiger Stand wissenschaftlichen Denkens der Quantenphysik (vergl. hierzu Max Planck). Unsere Zellen stehen in enger Interaktion mit der Psyche (Vergl. Psychoneuroimmunologie).

Der zentrale Dreh- und Angelpunkt, von dem sämtliche (!) Körperreaktionen abhängen, ist der Zellstoffwechsel!

Es muß deshalb an dieser Stelle ganz klar festgestellt werden: Kein Experiment, keine Studie, kein Therapieansatz kann aus seriöser wissenschaftlicher Sicht ernstgenommen werden, der nicht die Stoffwechselregulation und ihre unterschiedliche Beeinflußbarkeit durch äußere Faktoren als zentralen Bestandteil integriert hat.

NEUER WEG

Der einzige erfolgversprechende Weg, der wirklich aus dem Dilemma der heutigen Medizin herausführen kann, wäre die konsequente Umsetzung aller wissenschaftlichen Erkenntnisse, (natürlich auch der Gentechnologie!) **in Hinblick auf die Beeinflußbarkeit festgefahrener Stoffwechsellagen**, wie sie bei chronischen Erkrankungen immer vorliegen. Damit wären der Einfluß von der Nahrung ebenso integriert wie Umweltnoxen, oder andere Dauerstreßfaktoren, sowie der immer vorhandene Einfluß der Psyche.

Damit soll nicht das Kind mit dem Bade ausgeschüttet werden. Die heilbringenden Produkte der Gentechnologie, z.B. in der Krebsbehandlung, sind einer mit schweren Nebenwirkungen behafteten Chemotherapie allemal vorzuziehen. Aber sie müssen integriert werden in ein Gesamtkonzept, das als Maßstab die Wiederherstellung der kompletten Funktionstüchtigkeit der Stoffwechselregulation hat und die verursachenden multiplen Dauerstreßfaktoren ausschaltet. Dazu ist es allerdings notwendig, daß sich der Anwender intensiv mit den Forschungsergebnissen von Lutz und J. Schole beschäftigt (Dreikomponenten-Theorie).

Die Einteilung von Krankheiten (nach F. A. Popp) in solche, die auf Entkopplung der Informationsebenen basieren wie Krebs, aber auch Herzinfarkt, chronische Darmentzündungen u.a. und solchen, die auf Verkopplung derselben beruhen wie z.B. Rheuma (M. Bechterew!), Lebercirrhose und MS korrelieren direkt mit einem starren katabolen bzw. anabolen Stoffwechselverhalten. Eine ausführliche Darstellung dieser komplexen Vorgänge ist an dieser Stelle nicht vorgesehen. Es werden nur Schwerpunkte herausgehoben. Einzelheiten hierzu sollten in „Biophysikalische Informations-Therapie", B. Köhler, G. Fischer-Verlag, bzw. „Regulationskrankheiten", Schole, Lutz, Enke-Verlag Stuttgart nachgelesen werden.

DREI KOMPONENTEN

Nach J. Schole kann nur dann eine Stoffwechselregulation erfolgen, wenn 3 Komponenten gleichzeitig im Einsatz sind:

Schildrüsenhormone *und* **Cortisol** (wirken katabol)

und **STH, bzw. die anabolen Zellpeptide**

Zu den Zellpeptiden ist anzumerken, daß diese eine sehr hohe Spezifität aufweisen (Schlüssel-Schloß-Prinzip), d.h. theoretisch hat jede Zelle ihre eigenen Peptide, die nur dort andocken können. Das Besondere ist, daß dieses Selektionsprinzip nur außerhalb der Zelle gültig ist, innerhalb jedoch alle Peptide gleichermaßen wirksam sind.

Nach J. Schole unterscheiden sich beispielsweise die verschiedenen Phytopharmaka in erster Linie dadurch, daß sie zellspezifisch wirken, indem sie nur in bestimmte Zellen Einlaß finden (z.B. Solidago in die Nierenzellen, Mariendistel in die Leberzellen), innerhalb derselben jedoch alle die gleichen Effekte auslösen.

GESAMTANABOLE AKTIVITÄT GAA

Die GAA ist prinzipiell für jede Aktivitätssteigerung der Zellen verantwortlich, auch z.B. für die Antikörperproduktion des Abwehrsystems. Wenn bedacht wird, daß pro Sekunde (!) in einer Zelle bis zu 100.000 chemische Reaktionen ablaufen und in dieser Zeit von ihr etwa 3.000 Antikörpermoleküle synthetisiert werden können, dann sind das enorme Leistungen, die nur dann erbracht werden können, wenn eine normale Stoffwechselregulation möglich ist und im Krisenfalle eine starke Erhöhung der GAA stattfinden kann.

Im Blut patrouillieren ständig bis zu 10^{19} Antikörper!

Die Freisetzung zellspezifischer Peptide erfolgt auch durch zelluläre Belastungen (Sport!), i.d.R. ist dafür jedoch STH zuständig, was eine anabole Kaskade in Gang setzt. Es geht zunächst in die Leber und setzt dort den Insulin-like growth factor IGF 1 frei, der dort in Vesiceln gespeichert ist, welcher dann innerhalb 60 Minuten eine schnelle anabole Reaktion in den Zellen in Gang bringt, indem aus den Vesiceln der myoendocrine cells gewebsspezifische, anabole Peptide freigesetzt werden, die alle anderen Gewebszellen erreichen.

MILIEU, ANABOLE KASKADE

Die Atmungskette des endoplasmatischen Reticulums (mikrosomale Atmungskette) braucht reduzierendes Milieu. Sie wird aktiviert durch $NADPH + H^+$, Glutathion, Vitamin C.

Das „Anschalten" des anabolen Stoffwechsels ist auf einfache Weise durch viele Phytopharmaka, Homöopathika, sowie

allein über ein bestimmtes Frequenzspektrum im Rahmen der BIT möglich. Cu^{++}, $NH4^+$, Phenole und Nitrile wirken ebenso anabol. Es handelt sich dabei um unspezifische Wirkungen, die ihre Selection über Rezeptorsteuerung erfahren, indem nur bestimmte Zellgruppen auf die Behandlung ansprechen.

Momentaner Rückstau des Elektronenstromes löst ebenfalls eine anabole Kaskade aus. Dafür wäre z.B. Elektrotherapie geeignet.

Weiterhin wirken Beta- oder Ganglien-Blocker (z.B. Trimethaphan), Magnesium, sowie die Gabe von GHRH, bzw. STH gezielt anabol. Diese Art der direkten Steuerinformation für den Stoffwechsel läßt sich aber auch rein energetisch über elektromagnetische Signale der entsprechenden Frequenz mit dem Stoffwechselgerät VEGA-STT übertragen.

STOFFWECHSELBLOCKADEN

Es ist bekannt, daß STH (anabol wirksam), welches den Krebsstoffwechsel (katabol) in die Normalität überführen könnte, dann nicht freigesetzt werden kann, wenn

> der **Insulinspiegel hoch ist** (durch zu viel konsumierte Kohlenhydrate)

> **Psychodauerstreß herrscht** (hemmt STH-Releasinghormon, z.B. Angst!).

Diese beiden Faktoren müssen deshalb als erste normalisiert werden.

Ein anderer Grund für eine Stoffwechselstarre kann aber auch der Mangel an Cortisol durch ein Versagen der Nebenniere sein, wodurch eine Regulation des Stoffwechsels unmöglich wird, da immer alle 3

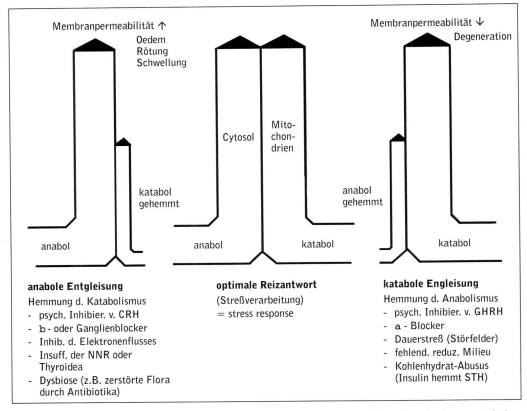

Abb. 8: Darstellung der wirksamen Kräfte, die bei der Regulation des Krebsstoffwechsels versagt haben oder unzureichend wirksam sind (nach J. Schole).

Komponenten (anabole Peptide, Schilddrüsenhormone, Cortisol) gleichzeitig anwesend sein müssen, damit überhaupt reguliert werden kann. Die Funktion dieser endokrinen Drüsen sollte überprüft und im Bedarfsfall stimuliert, oder evtl. durch Substitution ausgeglichen werden (siehe später).

Gesundheit liegt genau in der Mitte zwischen anabol und katabol.

Die Betrachtung des Zellstoffwechsels führt das Dasein eines Stiefkindes in der Medizin. Das ist völlig unverständlich, wenn man bedenkt, daß die Stoffwechselregulation die zentrale Drehscheibe sämtlicher Lebensprozesse ist, eingeschlossen die Funktion aller Organzellen und des Abwehrsystems.

Ohne die damit verbundenen Radikalkettenreaktionen, ohne die blitzschnell ablaufenden Elektronen-Donator-Akzeptor-Reaktionen ist Leben und Gesundheit nicht vorstellbar.

Sämtliche Therapiemaßnahmen müssen zwangsläufig unter einem Gesichtspunkt gesehen werden, nämlich ob sie in der Lage sind, die festgefahrene katabole Krebsstoffwechsellage (bei Sarkomen anabole) in den Normzustand mit wieder vorhandener Anpassungsdynamik zurückzuführen.

Die erreichte Stoffwechseladaptation ist auch das Maß für den Einklang mit allen Umgebungsfrequenzen, ist der Ausdruck wieder hergestellter Harmonie mit der Natur, welche durch bestimmte Streßfaktoren gestört worden war.

AUSGANGSLAGE

Entscheidend für die Streßanpassung ist die Ausgangslage. Wird das System im ausgeruhten Zustand, in seiner Mitte getroffen, wenn alle Hormon- und Peptidspeicher voll sind, dann kann es innerhalb von Sekunden und Minuten reagieren. Bei vollständiger Verarmung der Speicher muß die Produktion erst angekurbelt werden, was Tage dauert, oder es gelingt wegen totaler Erschöpfung der endokrinen Drüsen, z.B. der Nebenniere überhaupt nicht mehr (bei Krebspatienten häufig!). Hier muß Substitution erfolgen.

Eine chronische Erkrankung geht immer mit einer Blockade der Stoffwechselregulation einher.

Stoffwechselblockaden repräsentieren auf materieller Ebene eine Disharmonie des menschlichen Schwingungsfeldes mit den Umgebungsquantenfeldern. Die Unfähigkeit zur optimalen Adaptation liegt zum überwiegendem Maße in den individuellen psychischen Streßverarbeitungsprogrammen begründet. In geringerem Ausmaß sind es exogene Faktoren (Zellgifte, ionisierende Strahlen).

Anpassung heißt Reizbeantwortung durch Verarbeitung dieser Informationen.

Da Reize auf verschiedenen Sinnesebenen eintreffen können, hängt diese von der Funktion derselben und von der Bewertung (Filterung) ab. Auf alle Fälle sind komplexe Informationsverarbeitungsvorgänge erforderlich, die an die Kopplung der verschiedenen Informationsebenen gebunden sind.

KOPPLUNG DER INFORMATIONSEBENEN

Eine elastische Kopplung der Informationsebenen, die nicht zu stark wird, wäre das Beste. Damit bleibt die ständig notwendige Anpassungsfähigkeit (Wandlungsfähigkeit) des Organismus gewahrt, Starre durch übertriebene Ordnung, was Unflexibilität bedeutet, wird jedoch vermieden.

Dies ist vergleichbar mit einem Zug. Die Waggons sind beweglich gekoppelt, damit alle Kurven (des Lebens!) problemlos genommen werden können. Ist die Kopplung zu lose, können sich Waggons losreißen, ist sie zu starr, kommt es zum Entgleisen in der ersten Kurve.

Das Beispiel gibt aber noch mehr her.

Der Zug (Mensch) fährt durch die Wirrungen des Lebens. Die Geschwindigkeit muß den Schwierigkeiten der Strecke angepaßt werden. Wir haben auch einen Lokführer.

Er trägt die Verantwortung (Geist). Seine (Lebens-)Erfahrung spielt eine große Rolle auf der Fahrt. Die Erkenntnisse, die aus den bereits durchgemachten Zwischenfällen resultieren, werden seinen Fahrstil prägen. Wenn es Fehlbeurteilungen aus seiner subjektiven Sicht gibt, kann dies zur Katastrophe führen.

Fährt er beispielsweise zu ruckartig von Kurve zu Kurve mit häufigem Wechsel von Bremsen und Volldampf (Dauerstreß), kann sich die Verbindung der Waggons lockern und später lösen, so daß diese an der Fahrt nicht mehr teilnehmen. Die Insassen müssen sich nun selbst um ihre Versorgung kümmern.

Der gegenteilige Fall tritt ein, wenn der Lokführer wegen einer falsch bewerteten Kurve eine Vollbremsung durchführt, wodurch sich die Wagen ineinander verkeilen (verkoppeln). Den Insassen des Zuges ist zwar das Schockereignis bewußt geworden, nicht aber die Folgen der Verkopplung. Sie bleiben ahnungslos im Zug sitzen bis zur nächsten größeren Kurve. Wegen der nicht mehr möglichen Anpassungsfähigkeit an die neue Belastungssituation, kommt es zur Entgleisung.

Welche Faktoren kommen hier zum tragen?

Verkopplung	Entkopplung
Schockereignis	Psychodauerstreß
eiweißreiche Ernährung	kohlenhydratreiche Ernährung
unflexibles Denken	chaotischer Lebensstil
inneres Phlegma	ruhelos

Um welche Kopplungsvorgänge handelt es sich im Organismus? (Vergl. hierzu Kap. 2.1.3)

Es ist in Wirklichkeit nicht so, daß alles mit allem regellos zusammenhängt und jede Zelle mit jeder wahllos kommuniziert. Ganz im Gegenteil herrscht eine strenge Hierarchie, bei der die verschiedenen Systeme und Steuerungsebenen „von oben nach unten" gekoppelt sind und Rückmeldungen „von unten nach oben" erhalten, wodurch kybernetische Regelkreise entstehen.

Diese Trennung in Funktionszustände ist auch im segmentalen Aufbau des Organismus zu beobachten (Mendelejew-Strukturen) und sogar bei der energetischen Trennung beider Körperseiten.

INFORMATIONSAUSTAUSCH

Zwischen den verschiedenen Organsystemen herrschen Arbeitsgemeinschaften, ohne daß Abhängigkeiten entstehen. Die dazu notwendigen Informationen werden über verschiedene Kanäle gleichzeitig geschickt, verschieden codiert (implizite Information), so daß andere Systeme durch diesen „Funkverkehr" nicht gestört werden. Um dieses Ziel auch auf engstem Raum zu verwirklichen, müssen die Kommunikationssysteme beim Wachstum des Organismus von der Zeugung an stufenweise ausgebaut werden.

Die Informationsebene muß mit dem Wachstum ansteigen, sonst kann Krebs resultieren.

Dies trifft auch für Regenerationsprozesse zu, bei der die Kommunikation zunächst erheblich gestört sein kann.

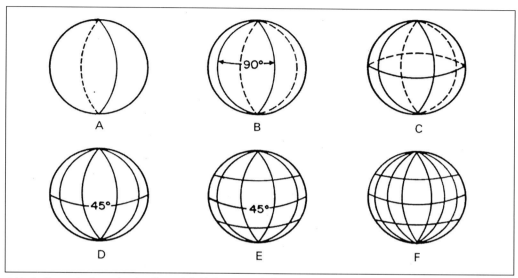

Abb. 9: Computerberechnetes Energiefeld der ersten Lebensphase des Menschen (aus: „Biophotonen - das Licht in unseren Zellen", M. Bischof)

2.1.3 Informationsebenen

Der schrittweise Ausbau der Informationsebenen geschieht wegen seiner immensen Bedeutung für das gesamte Leben des werdenden Menschen jedesmal durch einen kompletten Evolutionsprozeß.

Nach der Befruchtung sehen wir das Morulastadium, dann das Blastulastadium, das ab dem 7. Tag von der Gastrulation abgelöst wird. Nicht sichtbar hierbei ist das kontrollierende Energiefeld, das diese Abläufe steuert. Heute ist es möglich, die dabei wirkende Feldstruktur zu berechnen und im Computer darzustellen.

Interessant ist, daß zu diesem Zeitpunkt bereits das Meridiansystem voll ausgebildet ist, weshalb angenommen wird, daß es sich um ein holografisches System handelt.

Der schrittweise Ausbau der Informationsebenen bedeutet mit jeder Stufe einen Evolutionssprung (Quantensprung), so wie wir es auch bei der Embryonalentwicklung verfolgen können. Dabei werden sichtbar alle Stadien (Lurch, Amphibie usw.) nochmals durchlaufen. Dies ist offenbar wichtig, damit alle Subsysteme stabil verankert werden, denn die übergeordneten, höherentwickelten Steuer- und Informationssysteme funktionieren nur auf dem Boden der Subsysteme.

Um digitale Nervenimpulse zu senden, müssen erst einmal Nervenbahnen aufgebaut werden. Diese wurden aber schon im primitiven Gleichstromsystem der Lurche verwendet, später aber weiter ausgebaut (digitalisiert).

EMBRYONALENTWICKLUNG

Die höherentwickelten Systeme verwirklichen sich in einem neuen Energiefeld, das einen Evolutionssprung (Oktavsprung)

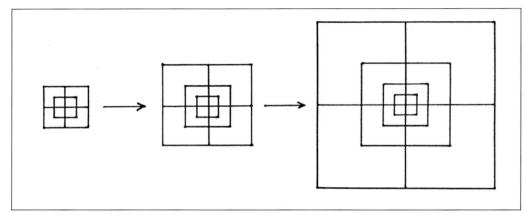

Abb.10: Stufenweise Entwicklung der Informationsebenen - Jede Ebene ist mit den anderen gekoppelt.

durchgemacht hat. Diese Quantensprünge sind mit einer Frequenzerhöhung verbunden. Da es sich hier um einschneidende Ereignisse der Embryonalentwicklung handelt, die für eine spätere Krankheitsdisposition wegbereitend sein können, ist das heranreifende Kind in diesen Phasenübergängen besonders gefährdet. Die erste kritische Zeit ist schon nach 7 Tagen gegeben. Die späteren Wandlungszeitpunkte sind nicht genau bekannt.

Die Wichtigkeit der Embryonalentwicklung und ihre Bedeutung für spätere Krankheiten wird leider unterschätzt. Hier wäre noch viel Aufklärungsarbeit für die Schwangeren zu leisten.

Die folgende Abbildung zeigt schematisch eine Darstellung des schrittweisen Aufbaus der Informationsebenen. Es wird daran deutlich, daß es sich um ganzzahlige Verhältnisse handelt mit einem holografischen Aufbau. Das Muster wiederholt sich. Alles ist in allem enthalten.

Die großen Kästchen entsprechen dem Gesamtorganismus, die kleinsten letztlich den Zellen. Das ganze ist dreidimensional zu verstehen. Zur besseren Übersichtlichkeit wurden nur zwei Dimensionen dargestellt.

Was hier bildlich nicht gezeigt werden kann ist die Tatsache, daß die Informationsebenen verschiedene Qualitäten aufweisen und über Schnittstellen miteinander kommunizieren. Es kann davon ausgegangen werden, daß ein ständiger Informationsfluß auf allen Ebenen stattfindet. Bei Betriebsstörungen ist eine „Nachbarschaftshilfe" denkbar.

Es werden insgesamt 7 Ebenen aufgebaut, und zwar

1. **Feldkommunikation (Teilchen, Atome, Moleküle)** - Informationstransfer durch Photonen)

2. **Laserimpulse der DNS (Einzeller, Zellverbund)** - Informationstransfer durch Photonen)

3. **Meridiansystem (Gewebe, Organismus)** - Informationstransfer durch Photonen

4. archaisches Nervensystem (Regeneration, Degeneration, Biorhythmus) - Informationstransfer durch Photonen

5. Hormonsystem (Empfindungen, Emotionen) - Informationstransfer durch Photonen

6. hochentwickeltes Nervensystem (Intellekt) - Informationstransfer durch Photonen und Phononen

7. Psyche (Bewußtsein) - Informationstransfer durch Photonen via Hormonsystem

0. Geistiger Plan (gesteuerte Energie, Schöpfung)

VORANSCHREITEN DER EVOLUTION

Ständig eintreffende Reize, die eine Reizantwort erzwingen, sind die Stimuli, die die Evolution vorantreiben. Dies führt zur Erweiterung unseres Energiefeldes und des Bewußtseins. Wir sind ständig von der Aufnahme von Reizen abhängig, weil dies lebensnotwendig ist. Es hält den Organismus am Schwingen. Es sollte jedoch möglichst eine Auswahl getroffen werden, was man sich antun will.

Bei Überforderung kann das System zusammenbrechen und auf eine tiefere Evolutionsstufe zurückfallen, was mit einer schweren Erkrankung einhergeht.

Da ein Tumor den Endzustand einer chronischen Entzündung darstellt, welche entgleist ist, können wir hieran sehr deutlich erkennen, daß es zwar ständig zu einer Zellteilung gekommen ist, jedoch mit nur unzureichender Differenzierung. Die Ursache ist fehlender Informationsfluß, bzw. Regelunfähigkeit der Krebszelle (siehe später).

Zelldifferenzierung und die Verarbeitung eines seelischen Traumas laufen parallel. Wenig differenzierte Tumoren lassen deshalb auf ein tiefes Entwicklungsstadium schließen.

WACHSTUM, REGENERATION, DIFFERENZIERUNG

Folgende Unterscheidung kann getroffen werden:

Regeneration	Differenzierung
Chaos	Ordnung
Kohärenz niedrig	Kohärenz hoch
konstrukt. Interferenz	destrukt. Interferenz
Informationstransfer niedrig	Informationstransfer hoch
keine Exciplexbildung der DNA	DNA - Exciplexbildung

Aus dieser Gegenüberstellung wird deutlich, daß es bei jeder Entzündung einen kritischen Moment gibt, nämlich dann, wenn die zunächst ungezügelte Zellteilung in die Differenzierung übergehen soll.

Dabei stehen sich polar gegenüber die **Kohärenz**, die zunächst niedrig ist, dann aber ansteigen soll (durch mehr Ordnung), die konstruktive **Interferenz**, welche in die destruktive Interferenz umschlagen sollte und der für alles verantwortliche **Informationsfluß**, welcher angekoppelt werden muß.

Wenn also in dieser Übergangsphase eine gravierende Störung einsetzt, z.B. durch Psychostreß, dann besteht die Gefahr der Entgleisung.

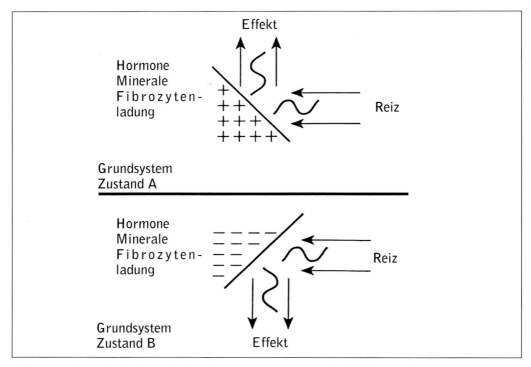

*Abb.11: polares Reaktionsverhalten der Matrix (aus „Biophysikalische Informations-Therapie",
B.Köhler, G.Fischer Verlag)*

Das entscheidende Faktum ist offenbar die Fähigkeit eines Gewebes, bei einer Entzündung aus dem primitiven Einzellerstadium, was hier wieder vorliegt (jede Entzündung bedeutet Chaos, aus dem wieder Ordnung aufgebaut werden muß), herauszukommen, indem alle Informationsebenen wieder nacheinander aufgebaut, bzw. repariert werden.

*Die Rekonstruktion der Informations-
ebenen kommt beim Krebsgewebe nicht
zustande, weshalb die Krebszelle regel-
unfähig bleibt und sich auf ihre Autonomie besinnen muß.*

FREIE ENTSCHEIDUNG

Ob dies allerdings passiv geschieht, darf bezweifelt werden. Genauso wie Blockaden im Organismus aktive Schutzmechanismen darstellen, hat jede Zelle Entscheidungsfreiheit, ob sie weiter im Zellstaat „Mensch" verbleiben will, oder nicht.

Sie kann es unterlassen, weil sie mit der „Regierung" des Patienten nicht mehr einverstanden ist. Wahrscheinlicher (!) ist jedoch, daß sie es fälschlicherweise macht, weil sie fehlinformiert wurde, denn das eine ist die Information selbst. Das andere ist die Informationsverarbeitung (nach erfolgter Reizaufnahme, die sehr stark subjektiv gefiltert wird!).

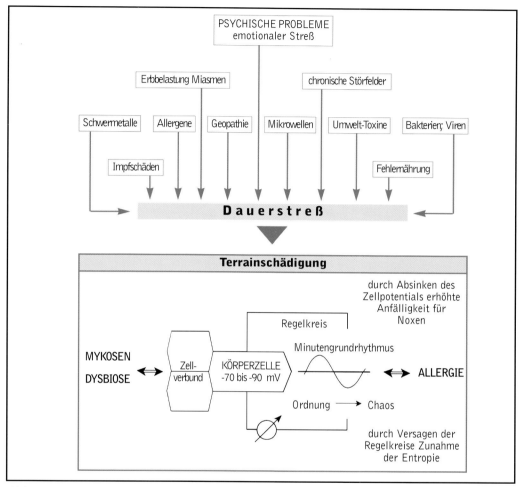

Abb.12: Dauerstreßbelastung des Organismus (aus „Biophysikalische Informations-Therapie", B. Köhler, G. Fischer-Verlag)

2.1.4 Reizverarbeitung

Dieses Kapitel gehört mit zu den wichtigsten und wird deshalb sehr ausführlich und unter verschiedenen Gesichtspunkten behandelt, weil **die Reizverarbeitung das Wesen des menschlichen Daseins ausmacht.**

Unser Organismus stellt ein komplexes informationsverarbeitendes System dar, welches auf alle äußeren Reize in irgendeiner Form reagieren muß. Es legt dabei verschiedene individuelle Verhaltensmuster an den Tag und hat verschiedene Reaktionsmöglichkeiten zur Auswahl.

Der gesunde Organismus wird in einer optimalen Form reagieren können, d.h. unter geringstmöglichem Zeit- und Energieaufwand, um eine Belastung auszugleichen.

Dies geschieht über die Matrix.

Schon vor vielen Jahren hatte uns die Matrixforschung offenbart, daß die Reizantwort des Organismus polar erfolgt (anabol versus katabol) in Abhängigkeit von 3 Faktoren:

> dem Mineralhaushalt (insbesondere K, Na, Mg, Ca)
>
> dem Hormonhaushalt (Stoffwechsel)
>
> der Fibrozytenladung.

Der c h r o n i s c h Kranke weist aber einige Besonderheiten auf: Er konnte überhaupt nur deshalb chronisch krank werden, weil bei ihm streßbedingte Blockaden vorliegen, die zu permanenten Funktionsstörungen mit Krankheitsfolge geführt haben.

FALSCHES STREßVERARBEITUNGS-PROGRAMM

Die Ursachen sind Blockierungen der Regelmechanismen und damit des Stoffwechsels und sind immer in einem falschen Streßverarbeitungsprogramm zu suchen, bei hoher Dauerstreßbelastung, entweder auf stofflicher Ebene (Belastung des Grundsystems), oder auf seelisch-geistiger Ebene.

Es zeigt sich hieran deutlich, daß erst die Terrainschädigung den Weg für eine Erkrankung freimacht. Dafür gibt es ganz individuelle Ursachen.

DAUERSTREß PSYCHE KONSTITUTION

Der psychische Aspekt ist grundsätzlich immer und selbst dann involviert, wenn wir vordergründig schwere Belastungen der Matrix, beispielsweise durch Schwerme-talle oder andere Gifte vorliegen haben (vergl. Kap. 2.1.1 Psychoenergetik).

Diese Art von Dauerstreß steht nämlich in direkter Korrelation zur individuellen Konstitution (welche z.B. einen guten oder schlechten Ausscheider ausmacht, bestimmte Gewebsschwächen prägt usw.), tritt also nicht zufällig auf. Kennzeichnend für die Konstitution ist aber die seelisch-geistige Grundhaltung.

Diese permanente Verknüpfung, diese nicht zu trennende Einheit von Körper, Geist und Seele sollte sinnvollerweise bei jeder Behandlung voll berücksichtigt werden (vergl. Kap. 4.4. Patientenführung), indem falsche Verhaltensmuster über Gesprächs- oder andere hilfreiche Therapieformen aufgelöst werden.

REIZAUFNAHME

Verfolgen wir zunächst einmal die Reizverarbeitung im Organismus.

Der Mensch ist ein offenes System und befindet sich im Fließgleichgewicht. Um dieses auch unter extremen Bedingungen aufrechterhalten zu können (was lebensnotwendig ist), ist der Organismus als komplexes, **informationsverarbeitendes System** ausgelegt, wie die gesamte Natur. Alle Informationen sind immateriell als Schwingung (Photonenpulsation) mit definiertem Frequenzmuster, quantenmechanisch jedoch als schwache **Wechselwirkungskräfte** zu verstehen. Die Photonen sind nicht nur im Bereich des sichtbaren Lichtes zu finden, sondern im gesamten Frequenzspektrum, heißen dann aber Quanten. Sie weisen ganz besondere Eigenschaften auf:

- Intelligenz
- Gedächtnis

- Erzeuger von Materie (Nucleonen) und Schwerkraft (Gravitonen)
- Motor aller dynamischen Prozesse

Jede Veränderung der molekularen Struktur und damit der Materie wird über Photonenaufnahme, bzw. -abgabe geregelt. Jeder Energieaustausch läuft über sie.

Photonen sind die Universalbaumeister des Kosmos.

Sie sind in jeder Struktur, aber auch jeder Schwingung zu finden. Der sichtbare Lichtbereich ist dabei nur eine sehr begrenzte Möglichkeit, die W i r k u n g e n der Photonen sichtbar zu machen (nicht die Photonen, also den Lichtstrahl selbst. Dieser ist unsichtbar). Photonen wirken also ständig und überall im Verborgenen.

Sie sind für unsere Betrachtungen so wichtig, da sie an der Entstehung pathologischer Strukturen ebenso beteiligt sind wie an den Heilungsprozessen (Vergl. Abb. 7).

Für ein lebendes offenes System, das damit dem Prinzip der Selbstorganisation unterliegt, gilt immer das Reaktionsmuster:

Jeder Input (Reiz) trägt zwei Merkmale:

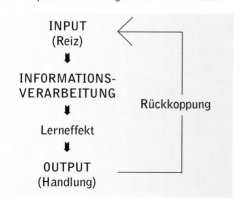

❶ Information (definiertes Frequenzmuster)

❷ bestimmter **Ordnungsgrad** (damit anabol oder katabol wirksam)

Das bezieht sich auf die Ernährung ebenso wie auf immaterielle Reize (Schwingungen). Licht und Wärme beispielsweise, die bekanntermaßen ein großes Gesundheitspotential aufweisen, müssen ebenso beurteilt werden, natürlich auch unsere Therapiesignale.

Zwischen Reizaufnahme und Reizantwort finden sehr komplexe Aktionen im Organismus statt.

AUFMERKSAMKEIT, AUSWAHL

Von unserem Willen (linke Gehirnhälfte) ist es abhängig, ob wir aufnahmebereit sind für ein Ereignis, oder ob wir uns davor verschließen. Wir können in voller Absicht weghören oder wegsehen, oder aber unsere Aufmerksamkeit bewußt auf eine Situation lenken. Damit erfolgt bereits eine Auswahl aus den möglichen Reizen, die uns ständig erreichen. Dieses Phänomen spielt sich auf der Bewußtseinsebene ebenso ab wie unbewußt.

Neben dem Willen sind unsere Vorstellungen und Erwartungen ein weiteres Auswahlkriterium. Was ich erwarte, entdecke ich, oder bekomme ich auch. Erfüllen sich bestimmte Erwartungen nicht, so kann dies wiederum Streß bedeuten.

Gleichgültigkeit gegenüber bestimmten Ereignissen läßt keine Resonanz entstehen.

Mit unseren Therapiesignalen verhält es sich nicht anders. Auch hier kann vom Organismus gefiltert werden. Nicht alles, was aus unserer Sicht das Richtige ist, wird auch vom Körper akzeptiert. Es kann auch durch eine nicht angepaßte Behandlung zu Blockaden kommen, die sich im DFM oder Decoder zeigen.

Input ist beim Menschen kein passives Ereignis, sondern ein aktiver, komplexer Vorgang, der verschiedenen, ganz individuellen Auswahlkriterien unterliegt.

Die von uns bei der BIT verwendeten körpereigenen therapeutischen Signale sind (meist) pathologische Frequenzen, die z.B. von Störfeldern stammen. Diese starren Schwingungen sind aber nur auf Grund von psychischen, konstitutionsabhängigen Blockaden entstanden, die sich in einem entsprechenden spezifischen Erfahrungsmuster (SEM) zeigen (sonst wären sie ursprünglich ausgeheilt).

Wird nun mit diesen Frequenzen therapiert, behandeln wir exakt im Bereich der Blockade. Diese könnte dadurch theoretisch gelöst, oder aber sogar noch verstärkt werden, oder es tut sich überhaupt nichts.

Dies wiederum ist eine Frage der inneren Einstellung des Patienten. Da hier der Grund für die meisten Therapiehindernisse zu suchen ist, erfordert dies viel Aufklärung und eine gute Patientenführung (vergl. Kap. 4.4).

Ein eintreffender Reiz kann vom Körper ignoriert, oder akzeptiert werden. Wenn letzteres erfolgt, kann die Informationsverarbeitung beginnen. Diese führt in Abhängigkeit von der Lernfähigkeit zur Bildung spezifischer Erfahrungsmuster (SEM), bzw. zu bestimmten Aktionen.

INFORMATIONSVERARBEITUNG

Die mit einem akzeptierten Reiz aufgenommene Information sollte entsprechend verarbeitet werden, damit sie den Organismus in seiner Entwicklung weiterbringt. Den gleichen Merkmalen unterliegen auch alle krankheitsfördernden Impulse. Und - auch unsere Therapiesignale müssen über diese Schiene laufen.

Der akzeptierte Reiz durch ein Sinnesorgan führt durch die Verarbeitung seines Informationsgehaltes zu einer **Wahrnehmung**, die ein möglichst getreues Abbild der Wirklichkeit vermitteln soll. Von einer objektiven Wahrnehmung sind wir aber sehr weit entfernt. Unser persönliches Abbild der Wirklichkeit ist immer rein subjektiv, von unserem Willen geprägt und damit ganz individuell.

Jede Wahrnehmung erfolgt über ein oder mehrere Sinnesorgane und hängt damit von deren Leistungsvermögen ab, das im Alter ständig abnimmt.

Die **Qualität** eines Sinnesorganes steht in Abhängigkeit

- vom Zustand der Matrix (Steuerung, Ver- und Entsorgung),

- der Stoffwechsellage und damit dem Energieniveau,

- der Durchblutung (Substrat- und O_2 - Zufuhr).

Die Sinnesorgane sind nach chinesischer Auffassung die „Öffner" der fünf Elemente, weshalb jeder Sinnesreiz zu einer Aktivierung der zugehörigen Organe führt. Wegen der vernetzten Strukturen im Organismus kommt es aber umgedreht auch zu Wahrnehmungsstörungen, wenn die Organfunktionen gestört sind (Fülle oder Leere).

Das bedeutet, daß sowohl organische Schädigungen zu Wahrnehmungsstörungen führen, wie auch Filterungen durch die Psyche auf Grund bestimmter SEM. Wahrnehmungsstörungen selbst führen wiederum zu Störungen des Energiekreislaufs nach der 5-Elementen-Lehre, wodurch Organstörungen begünstigt werden. Hier schließt sich also ein circulus vitiosus.

Feststellbar sind solche Verschiebungen durch den Wechsel der ersten Individualfarbe.

Die **Informationsverarbeitung** des Signales durch das ZNS hängt auf somatischer Ebene ab von

- intakten, voll funktionsfähigen Neuronen,

- der ungestörten Kooperation beider Hirnhälften,

- der vorherrschenden Stoffwechsellage (anabol oder katabol),

- der Kopplung bestimmter Informations- und Steuersysteme.

Zusammenfassend kann festgehalten werden:

Jeder Reiz, jedes Signal, jeder Input kann das Gesundheitspotential des Organismus heben, oder aber krankheitsfördernd wirken, indem VERKOPPLUNG oder ENTKOPPLUNG der Informationsebenen begünstigt werden, wodurch der Stoffwechsel in spezifischer Weise beeinflußt wird.

Im Normalfalle würde sich die Summe aller polaren Reize etwa die Waage halten, so daß die Gesundheit nicht gefährdet ist und die Mittellage, der Ausgleich erreicht werden kann.

Bei chronischen Krankheiten kann es allerdings so aussehen, daß jeder Reiz durch die entsprechende pathologische Filterung nur noch katabol, bzw. anabol wirkt und deshalb das ganze Krankheitsgeschehen fixiert.

Das heißt also: Egal was man macht oder was passiert, jeder Reiz (oder auch ungezielte Therapie-Impuls) verstärkt nur die bestehende Stoffwechsellage und wirkt sich dadurch krankheitsfördernd aus.

Deshalb gehören Kranke ins Bett, abgeschirmt von allen Reizen und brauchen erst einmal Ruhe.

Auf seelisch-geistiger Ebene hängt die Informationsverarbeitung von

- dem Vorliegen spezifischer Erfahrungsmuster (SEM),
- der darauf aufbauenden individuellen Bewertung,
- den freigesetzten Emotionen ab.

Hier werden die Weichen gestellt für die Bewertung eines objektiven Ereignisses, dem subjektiven Erlebnis.

Emotionen sind Verstärker von Sinneseindrücken. Dies geschieht durch Freisetzung bestimmter Endorphine und Hormone. Jede Emotion weist ein spezifisches Hormonmuster auf. Der Impuls geht von der rechten Hirnhälfte aus. Es entstehen dadurch sehr intensive SEM.

EXTERNER REIZ

(charakterisiert durch Information und Ordnungsgehalt)

Filterung durch:

Willen
Wünsche
Vorstellungen
Vergleich mit vorhandenem SEM

WAHRNEHMUNG

(gefilterte Information, bestimmter Ordnungsgehalt)

Verarbeitung im ZNS ist abhängig von

- funktionsfähigen Neuronen
- Kooperation beider Hirnhälften
- vorherrschender Stoffwechsellage
- Kopplung bestimmter Steuersysteme

AKZEPTANZ

INPUT

(rein subjektives Abbild der Realität)

Abhängigkeit von Qualität der Sinnesorgane und damit von

- Matrix
- Stoffwechsel
- Durchblutung

*Durch
Projektion
auf
die
Umgebung
und
Reflexion
erfolgt
Rückkopplung*

STOFFWECHSELVERÄNDERUNG

(anabole Verkopplung oder katabole Entkopplung)

Seelisch-geistige Verarbeitung ist abhängig von

- spezifischen Erfahrungsmustern (SEM)
- Emotionen
- individueller Bewertung

(führt zu einer ganz persönlichen Weltsicht)

LERNEFFEKT

OUTPUT

(Aktion / Reaktion)

Für die Bildung der Erfahrungsinhalte, die Hauptbestandteil der persönlichen Vergangenheit sind, ist die Art der Betrachtungsweise wesentlich. Darauf aufbauend werden neue SEM gebildet. Der Optimist wird bei dem gleichen Ereignis etwas ganz anderes empfinden und erleben, als der Pessimist.

PROJEKTION

Nach M.Lüscher sind alle Streß- und Konfliktsituationen Ereignisse, die als belastende Erlebnisse empfunden werden. Eine andauernde Streßbelastung entsteht, weil das negativ bewertete Erlebnis (>innen<) auf das vorgestellte, >äußere< Ereignis projiziert wird (Verzerrung der Realität).

Jedesmal, wenn man sich das Ereignis vorstellt, entsteht ein psychoenergetischer Streß. Er schwächt das Immunsystem und schafft die Disposition zur Erkrankung.

Aus all diesen Ausführungen heraus wird deutlich, daß durch die inneren Verarbeitungsmuster die Reizinformation normalerweise zu einer flexiblen Reizbeantwortung führen sollte, mit entsprechendem Lerneffekt, um Wiederholungsfehler zu vermeiden.

Im Krankheitsfalle ist diese Flexibilität aber verlorengegangen und hat einem pathologischen Streßverarbeitungsmuster Platz gemacht. Alle Reize werden dadurch kanalisiert und begünstigen dauerhaft eine bestimmte Stoffwechsellage (anabol oder katabol) mit spezifischer Krankheitsfolge.

LERNFÄHIGKEIT

Eine wichtige Erkenntnis, die viel zu wenig beachtet wird ist, daß jedes Eintreffen eines Reizes, der vom Organismus mit einer adäquaten Reizantwort belegt wird, einen **Lerneffekt** bewirkt und Emotionen auslöst, das heißt Aufbau eines Erfahrungsinhaltes (spezifisches Erfahrungsmuster = SEM). Damit wird im Normalfalle die Weiterentwicklung des Individuums und damit die Evolution vorangetrieben.

Anders sieht es natürlich im Krankheitsfalle aus. Je schwerer die Erkrankung, um so früher kann Überforderung eintreten. Außerdem ist es gerade die Ansammlung pathologischer SEM, die ein hohes Krankheitspotential in sich birgt. Diese SEM beinhalten sämtliche Zeitinformationen über ein Ereignis, d.h. neben den Emotionen werden auch sämtliche Körperreaktionen einschließlich Stoffwechsellage abgespeichert und sind mit der Erinnerung daran wieder abrufbar (vgl. Abb. 4).

Diese Gesetzmäßigkeit muß aber auch auf jede Therapie angewandt werden, da es hier ebenfalls zu einer Reizverarbeitung kommen muß. Für eine optimale Behandlung ist es notwendig, daß der Organismus **lernfähig** und nicht blockiert ist.

Auch hier liegt eine Erklärung für Therapieversager, da diese Voraussetzungen keinesfalls immer gegeben sind, ganz im Gegenteil.

Lernfähigkeit heißt nämlich, daß beide Hirnhälften in einer korrekten Arbeitsteilung kooperieren, und das ist sehr oft nicht gegeben. Lernfähigkeit hat immer etwas mit Emotionen zu tun. Wer Spaß am Lernen hat, nimmt besser auf. Wenn Lernen Streß erzeugt, werden auch die Emotionen negativ geprägt sein und umgekehrt. Negative Emotionen können blockieren und den Lerneffekt verhindern (Sturheit).

Von der Wahrnehmung ist es abhängig, ob ein Ereignis positiv oder negativ erlebt wird. Streß aktiviert das limbische System, das für die Kontrolle des Vegetativums verantwortlich ist und für Fluchtreaktionen. Obwohl dieses System eigenständig ist und zu keiner der beiden Hemisphären gehört, so ist Flucht dem Funktionsbereich der rechten Hirnhälfte zugeordnet (Blut schießt in die Beine). Die linke Hälfte ist für Kampf zuständig (Blutdruck steigt, Blut schießt in den Kopf).

Das limbische System kann durch Meditation direkt erreicht werden.

Zunächst muß die Frage gestellt werden, was letztlich für die Lernbehinderung verantwortlich ist. Hier müssen wir sehr weit zurückgehen, bis in die frühe Kindheit, sogar bis in die Embryonalentwicklung. Diese läuft bekanntermaßen in Entwicklungsstufen, die einen Kurzdurchlauf der Evolution bedeuten, weil die einzelnen Informationsebenen, über die wir heute verfügen, stufenweise aufgebaut werden müssen, in der Reihenfolge, wie wir sie in der Evolution erworben haben.

In der frühkindlichen Phase werden dann ebenfalls schrittweise die neuronalen Verbindungen geknüpft, was mit dem Einspielen einer Software vergleichbar ist. Die in Abbildung 10, Kap. 2.1.3 dargestellten Phasen betrafen die Hardware.

Die verschiedenen kindlichen Entwicklungsschritte zeigen die Abstimmungsarbeiten des Gehirns. Mit der Kriechphase beginnt die Synchronisation beider Hirnhälften (Dyslaterale Integration). Kopfheben, Krabbeln, Aufrichten, Gehen usw. zeigen weitere Stationen. Auf jeder Entwicklungsstufe kann es zu Störungen kommen, die zu den später erst festzustellenden Lernbehinderungen führen können.

Man könnte nun meinen, daß damit ohnehin alles zu spät ist und eine Therapie nichts mehr bringt. Die Erfahrungen mit der Edu-Kinesthetik sprechen jedoch eindeutig dagegen. Schon mit relativ einfachen Übungen lassen sich oftmals sofortige Verbesserungen erreichen. Die neuronale Vernetzung ist offenbar auch noch später zu bewerkstelligen und kann nachgeholt werden.

Es wäre also ein gangbarer Weg, daß der Patient jeden Tag zu Hause bestimmte Übungen durchführt.

KOOPERATION BEIDER HIRNHÄLFTEN

Die Wahrnehmungsfähigkeit ist Aufgabe beider Hirnhälften. Während die rechte eine Situation spontan und als Ganzes und auch deren Bedeutung erfassen kann, ist die linke für die Details zuständig. Sie widmet sich der exakten Analyse, kann Informationen aber nur nacheinander verarbeiten. Sie sollte visuelle Eindrücke (von außen nach innen) in Aktionen (von innen nach außen) umsetzen.

Die rechte Hälfte ist dafür rhythmisch, expressiv und intuitiv. Sie verkörpert damit das ganze Bewußtsein (ist es aber nicht selbst !) und bildet Erfahrungsinhalte.

Der Raum-Zeit-Begriff der Quantenphysiker ist der Ausdruck für die Integration beider Hemisphären. Während die rechte Hälfte den Raum als Ganzes erfassen kann (gleichzeitig), ist die linke Seite in der Lage, einen Zeitablauf zu registrieren (nacheinander). Das Denken in der RAUM-ZEIT setzt also eine ungestörte Kooperation beider Hemisphären voraus.

Es gibt bestimmte Vexierbilder, auf den zwei Darstellungen miteinander verknüpft sind. Es gelingt am Anfang meist nicht, das eine u n d das andere Bild zu sehen. Bei entsprechender Übung können aber beide erfaßt werden.

Diesen Vorgang muß das Gehirn unzählige Male am Tage wiederholen. Es ist ein ständiges Umschalten vom Detail zum Ganzen und umgekehrt. Es ist deshalb gut vorstellbar, daß somatischer oder emotionaler Streß sehr schnell zu Störungen in diesem komplizierten Zusammenspiel führen kann.

Aber auch eine Reizüberflutung wird sich hier sehr schnell bemerkbar machen.

Wird eine Hirnhälfte wegen Streßüberlastung abgeschaltet, kommt es zu gravierenden Wahrnehmungsstörungen mit allen daraus resultierenden Folgen auf körperliche Funktionen.

Bezogen auf unsere BIT gibt es nun einige Behandlungsleitlinien, die auf diesen Grundlagen aufbauen. Das Ziel muß sein, daß beide Hirnhälften „angeschaltet" sind und nicht unter emotionalem Streß stehen.

Ein viel zu wenig beachteter Umstand besteht nämlich darin, daß bei „Abschalten" einer Hemisphäre nur noch der andere Bereich mit Informationen versorgt werden kann, was sich direkt auf die Stoffwechselsituation durchschlägt. Das bedeutet, daß bei Abschalten der linken Hirnhälfte alle chaotischen Reize sich voll katabol auswirken und derartige Erkrankungen wie Krebs oder Herz-Kreislauf-Probleme fördern.

Umgedreht wirken sich zu viele ordnende Informationen auf eine anabole Stoffwechsellage verheerend aus, wenn die rechte

Hirnhälfte „abgeschaltet" wurde und den Ausgleich nicht mehr bewirken kann.

Beachtet und therapiert werden muß immer der für den Ausgleich zuständige Partner, also die Polarität zum vorliegenden Zustand.

Genauso wie es viele lernbehinderte Kinder gibt (z.B. Legastheniker), existieren auch sehr viele Erwachsene, die Lerninhalte falsch, oder nur unzureichend verarbeiten. Es kommt dann zu einer Verzerrung der Wirklichkeit, was zur Entwicklung einer Angstneurose führen kann als Ursache vieler chronischer Leiden. Das Medienspektakel unserer Zeit tut in verantwortungsloser Weise sein übriges noch hinzu. Die Nachrichten oder Schlagzeilen sind angereichert mit Sensationsmeldungen und Katastrophenberichten, daß einem angst und bange werden kann. Die Zukunftsaussichten werden in den schwärzesten Farben gemalt, so daß es schon eine große Portion Optimismus braucht, um das alles abfangen zu können.

Lernschwierigkeiten hängen wie gesagt mit dem gestörten Zusammenspiel der beiden Hirnhälften zusammen und sollten aufgedeckt werden, bevor mit der Behandlung begonnen wird. Die persönliche Abbildung der Wirklichkeit, also die individuelle Wahrnehmung ist eine Frage der Kooperation beider Hirnhälften. Das Gesamtbild kann nur von der rechten Hemisphäre erfaßt werden, die Auswahl der Details trifft aber die linke. Beide Hirnhälften müssen sich also ständig miteinander „absprechen", sonst entsteht ein verzerrtes Abbild. Fehler im Zusammenspiel sollten deshalb von vornherein erkannt werden.

Dazu eignen sich kinesiologische Tests wie sie von P. Dennison in der Edu-Kinesthetik beschrieben werden. Zur vereinfachten Anwendung genügt für unsere Zwecke, wenn wir zunächst die Dominanz einer Hirnhälfte, bzw. das Abschalten der anderen anhand der Sinnesorgane testen.

Wir beginnen damit, daß nach entsprechenden Vortests der Patient den Kopf nach rechts dreht und gleichzeitig nach rechts oben blickt. Der Indikatormuskel sollte stark testen (entspricht der linken Hirnhälfte, beim Rechtshänder für die Ratio zuständig). Das gleiche machen wir mit der rechten Hirnhälfte. Wieder sollte der Muskel stark testen. Ein schwacher Testmuskel auf einer Seite spricht für Streß durch das „Abschalten" der jeweiligen Hemissphäre.

Hier liegt also eine Blockierung vor. Dies kann (muß allerdings nicht) an einer Reizüberflutung im Wirkungsbereich der jeweiligen Hemisphäre liegen (Seitenkreuzung beachten!). Manche Patienten berichten dann oft auch, daß sich bei ihnen alles links (bzw. rechts) abspielt.

Es läßt sich kinesiologisch feststellen, ob eine pathologische anabole („Abschalten" der rechten Hirnhälfte), oder katabole Stoffwechsellage („Abschalten" der linken Hirnhälfte) durch eine Störung der Lernfähigkeit bedingt ist.

Dies ist ein wichtiger Übersichtstest. Das ganze läßt sich aber weiter ausbauen, wenn mit den 5 Elementen gearbeitet wird. Nachdem der KSP bestimmt wurde und damit das störende Element, orientieren wir uns am zugeordneten Sinnesorgan, dem „Öffner" für diesen Funktionskreis. Das

Holzelement (Leber/Galle) beispielsweise beinhaltet das Auge, das Wasserelement (Niere/Blase) das Ohr usw. (vergl. BIT-Buch, G. Fischer Verlag).

Wir gehen nun so vor, daß jetzt nicht mehr der ganze Kopf gedreht wird, sondern in Geradeausstellung des Kopfes werden nur die Augen nach links, bzw. rechts gerichtet und dabei getestet. Wenn bei einer Blickrichtung der Indikatormuskel schwach testet, liegt hier eine Blockierung der jeweiligen Hemissphäre **auf dieser Sinnesebene** durch Streßüberlastung vor.

In gleicher Weise werden die anderen Sinnesorgane getestet, je nachdem wo das störende Element sich befindet. Die Ohren werden getestet, indem ein (angenehmer) Ton an einem Ohr eingespielt wird und danach beim anderen. Die Nase wird geprüft beispielsweise durch Aromariechampullen, der Tastsinn durch Berühren an beiden Oberarmen (leichter Druck) mit gleichzeitigem Test, der Geschmackssinn durch Auflegen eines Geschmackstoffes (kein Zucker!) auf die linke, bzw. rechte Zungenseite mit gleichzeitigem Test.

Mit den Testungen auf Lateralitätsstörungen läßt sich feststellen, ob die Informationsverarbeitungsstörung des störenden Elementes eine rein genetische Determinierung ist, oder ob zusätzlich eine Informationsverarbeitungsstörung im Bereich der Hirnhälften vorliegt.

STEUERSYSTEME

Das Grundmerkmal der Biophysikalischen Informations-Therapie ist die Aufnahme und Verarbeitung von Informationen durch den Organismus. Das setzt jedoch ein intaktes Kommunikationsnetz voraus, andernfalls sind Störungen, bzw. schlechtes Ansprechverhalten auf die Behandlung die Folge.

Wir wissen bereits vom Meridiansystem, daß es sich hier offenbar um „Tunnelsysteme" handelt, die unter Energieverbrauch ständig neu aufgebaut werden müssen (Wasserstoffbrückenbindungen u.a.) und in denen Quasisupraleitung möglich sein könnte. Diese energiearme Form der Informationsübertragung ermöglicht überhaupt erst die langen Übertragungswege durch den gesamten Organismus, z.B. beim Blasenmeridian.

Meridiane verknüpfen viele Akupunkturpunkte miteinander. Diese wiederum stellen nach H.Heine eine Vereinigung der Funktionseinheiten

- Matrix
- Kreislaufsystem
- Nervensystem (und damit auch des Hormonsystems)

dar.

Akupunkturpunkte sind Schnittstellen der verschiedenen Steuersysteme, mit noch dazu verschiedenem Informationsgehalt (je nach Zugehörigkeit zum Meridian und der Lokalisation), die durch die Meridiane gekoppelt werden.

Die physiologische Informationsübertragung bedient sich immer mehrerer Steuersysteme gleichzeitig. Zumindest können diese über o.g. Schnittstellen eingeschaltet werden. Dieses Sicherheitssystem hat zwei Vorteile: Bei Ausfall eines Systems können die anderen die Funktion mit übernehmen, und - Organfunktionen können nicht fälschlicherweise aktiviert werden, da erst bei Übereinstimmung mit den jeweils kooperierenden Steuersystemen der Befehl tatsächlich umgesetzt wird.

Einen ähnlichen Mechanismus finden wir auch bei der Stoffwechselregulation (Dreikomponenten-Theorie n. Schole, siehe dort).

In Bezug auf unsere Therapieart wird nun verständlich, daß die Therapiesignale natürlich auch auf ein intaktes Kommunikationsnetz angewiesen sind. Je kränker der Patient, umso wahrscheinlicher wird jedoch eine Störung im Bereich der Hardware. Die Folge wäre ein Therapieversagen.

Beim chronisch Kranken muß offenbar viel häufiger mit einer Störung der Reizaufnahme und -verarbeitung gerechnet werden, als bisher angenommen.

Was also sollte getan werden?

SYSTEMKOPPLUNG

Die Reizaufnahme läßt sich steigern durch die **Kopplung mehrerer Sinnesorgane.** (Wenn ich etwas höre u n d sehe, prägt es sich leichter ein, und das Gesamtbild wird klarer.)

Die Verbesserung der Informationsverarbeitung, d.h. das Überwinden von Regulationsblockaden mit positiver Auswirkung auf den Stoffwechsel läßt sich ebenfalls steigern, indem **mehrere Informationssysteme miteinander gekoppelt** werden.

Beziehen wir eine mögliche Störung der Lernfähigkeit auf dem Boden einer Lateralitätsstörung mit ein, und betrachten wir auch noch den seelisch-geistigen Aspekt, dann kommen wir zu ganz neuen Erkenntnissen.

Es würde sich deshalb eine Kombination der Ergebnisse der Quantenphysik und der Matrixforschung, sowie östlichen Wissens (TCM) auf der einen Seite, mit denen der Psychoenergetik auf der anderen Seite, anbieten. Das beinhaltet aber ein völlig neues Verständnis der Körperphysiologie und der Medizin überhaupt.

Es würde also durchaus Sinn machen, ähnlich wie der Organismus zu verfahren und mehrere Systeme zu koppeln. Die gleichen therapeutischen Steuersignale werden dabei in unterschiedlichen Qualitäten übertragen.

Ein derartiges Vorgehen würde Informationslücken durch Fehler im Übertragungssystem des Organismus überwinden. Außerdem käme es durch Interferenzeffekte zu einer Selbstverstärkung des Signales und damit zu einem gewünschten Aufschaukeln des Systems.

Welche Systeme lassen sich sinnvoll miteinander koppeln?

Wie uns schon der Organismus vorgibt, wären es zunächst das rhythmische System des Kreislaufs mit den hormonellen Transmittern, weiterhin das Nervensystem und natürlich die Matrix.

Dies geschieht z.B. regelmäßig beim Einstechen einer Akupunkturnadel. Der Grund, warum es zusätzlich notwendig ist, bestimmte Punkte zu stechen, um einen entsprechenden Effekt zu erzielen, liegt am unterschiedlichen Informationsgehalt der einzelnen Akupunkturpunkte.

Ein anderer Bereich wäre die Sinnesebene, wo direkt Enfluß auf die Wahrnehmung genommen werden kann (vergl. Tomatis). Über die einzelnen Sinnesqualitäten lassen sich die Organe der 5 Elemente gezielt ansprechen (Öffner) und damit gleichzeitig der konstitutionelle Schwachpunkt (KSP).

Der psychische Aspekt, der auch in der 5 Elementen-Lehre berücksichtigt wird, fließt in seinen Auswirkungen als emotionaler Streß auf Grund falscher Streßverarbeitungsmuster ebenfalls mit ein. Viele, oder sogar die meisten der Blockierungen werden über die Psyche induziert, weshalb diese Ebene zwingend dazugehört.

Der nächste Bereich wäre die Ebene der Chakren, über die der Energiefluß zwischen Mikro- und Makrokosmos geregelt wird.

Damit wären bereits 5 Informationsebenen, sowie der psychoenergetische Aspekt und zusätzlich die Ebene der Energietransformation angesprochen. Diese Überlegungen liegen der Psychoenergetischen System-Kopplungs Therapie (PSKT) - siehe dort - zugrunde.

Wir haben es also bei der Reizverarbeitung insgesamt mit 3 Blöcken zu tun (vgl. S. 69).

Alle drei verdienen besondere Beachtung, da eine Störung bereits in einem der drei Bereiche ausreicht, um den Therapieerfolg in Frage zu stellen. Das beginnt bereits beim ärztlichen Gespräch, wobei es durch die individuelle Filterung zu Mißverständnissen kommen kann und setzt sich bei den Therapieanwendungen fort.

Leider werden diese grundlegenden Aspekte viel zu wenig beachtet, könnten aber so manchen Mißerfolg erklären.

WAHRNEHMUNG

INFORMATIONSVERARBEITUNG

LERNFÄHIGKEIT

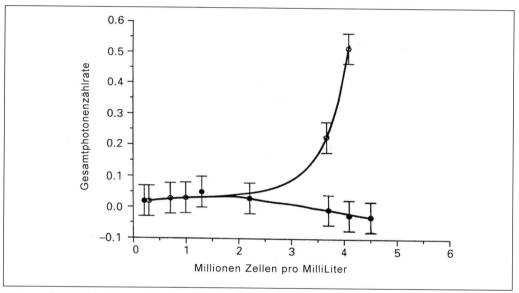

Abb.13: Zellstrahlung von Krebsgewebe (aus „Biophotonen - das Licht in unseren Zellen", M.Bischof)

2.2 Eigenschaften von Krebsgewebe

Das auffallendste Merkmal von Krebsgewebe ist die (starre) konstruktive Interferenz. Das führt zu gegenseitiger Verstärkung der Nachbarschwingungen, was ein ständiger Stimulus für Zellwachstum ist. F. A. Popp konnte dies als starke Biophotonenstrahlung der Zellen messen. Üblich wäre gewesen, daß mit der Regeneration eines Gewebes und der Annäherung der Zellen aneinander die Zellstrahlung (nach außen) immer schwächer wird (destruktive Interferenz) und das Wachstum langsam aufhört.

Hier zeigt sich also, daß der Informationsfluß nachhaltig gestört ist, weshalb sich die Krebszellen auf ihre Autonomie besinnen mußten, deren Regulationsmuster immer noch in den Genen gespeichert sind.

Tumorzellen strahlen inkohärent (chaotisch) und geben Energie an die Umgebung ab (Verlustenergie). Diese kann Nachbarzellen zum Wachstum anregen und deren kohärente Strahlung chaotisieren.

Zusammenfassend können folgende Eigenschaften des Krebsgewebes nachgewiesen werden:

- Parasympathicusstarre der Organzellen
- Dauerdepolarisation der Matrix
- Solzustand der Matrix
- Cortisol- und Adrenalinmangel durch NN-Erschöpfung
- freie Radikale
- Übersäuerung, Gärung
- Anstieg von Kalium in der Zelle bei Calciummangel
- ATP-Mangel
- Verluststoffwechsel
- Hyaluronsäure erhöht

und aus energetischer Sicht:

- inkohärentes pathologisches Frequenzmuster
- stark erniedrigtes Zellpotential
- Ladungsumpolung
- unterbrochener Informationsfluß durch gestörte Informationsebenen

Schauen wir uns die Krebszelle selbst an. Sie soll sich wieder in den Gesamtorganismus eingliedern und damit in die Gesamtregulation. Voraussetzung dafür sind funktionsfähige Informationsebenen, aber auch die Regelfähigkeit der Zelle selbst.

Faktoren, die zu einer Regelunfähigkeit der Krebszelle führen können:

- Dauerdepolarisation
- Gärung
- Anhäufung von Stoffwechselgiften in der Zelle
- chaotische Membranstruktur
- mangelnde Sauerstoff- und Substratzufuhr
- Fehlen resonatorfähiger DNA-Exciplexzustände
- ATP-Verarmung
- Keine Kommunikation mit Nachbarzellen

Informationsverarbeitung ist an regelfähige Systeme gebunden. Steuerimpulse auf hoher energetischer Ebene können von der Krebszelle nicht mehr verarbeitet werden.

Beim Krebs gehen wir davon aus, daß die Verbindung zur Zentrale abgerissen ist, daß also Zwischenebenen gestört sind. Bei der Reparatur müssen wir deshalb bei der Basis anfangen und therapeutisch die Evolutionsschritte nochmals durchlaufen. Was ist die Basis?

LICHT UND FARBEN

Der Zellbildungsprozeß entspricht von seiner Wellenlänge her dem Bereich des sichtbaren Lichtes, also den Farben!

Die Basis allen Lebens ist Licht, sind die Farben.

Wenn elektromagnetische Felder die Embryonalentwicklung steuern, dann wird dieser Weg auch konsequent fortgesetzt bis zum vollständigen Wachstumsabschluß. Die Strukturen des Organismus können immer mit einer halben oder ganzen Wellenlänge gleichgesetzt werden.

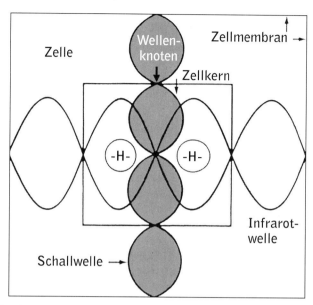

Abb.14: Räumliche Struktur der Interferenzfelder auf zellulärer Ebene (aus: „Biophotonen - das Licht in unseren Zellen", M. Bischof)

Deshalb ist es eine einfache Rechnung, um auf die individuellen (!) Frequenzen eines Menschen zu kommen. Diese müssen selbstverständlich dreidimensional in ihren Polaritäten betrachtet werden. D.h. Länge zu Breite zu Tiefe, jeweils von den größten Durchmessern ausgehend. Wir kommen hier zu Frequenzen im Megahertz-Bereich, die zueinander in harmonischen ganzzahligen Verhältnissen stehen sollten (Intervalle).

Die Hörfähigkeit des menschlichen Ohres, seine Klangempfindung für Intervalle, die in der Natur verwendeten harmonischen Proportionen und die Ganzzahligkeit in der Mathematik stehen in einer analogen Beziehung zueinander. Pythagoras hat sich als erster mit dieser Thematik befaßt. Den Proportionen des Menschen hatte sich später L. da Vinci eingehend gewidmet.

Wir kommen beim Menschen auf nur eine Grundfrequenz, die mit der individuellen Erbmasse in Resonanz tritt. Sie entspricht der 2. Individualfarbe. Das ist aber nur materiell zu verstehen. Die Entwicklung des übergeordneten energetischen Feldes ist viel weiter fortgeschritten und für uns nicht meßbar. Die Gehirnwellen weisen im Gegensatz dazu Wellenlängen von 30.000 bis 100.000 km auf, also relativ tiefe Frequenzen.

Was wollen wir mit solchen großen Reichweiten? Es ermöglicht uns eine universale nonverbale Kommunikation. Diese Wellenlängen werden auch in der Meditation erreicht. Nicht nur wir Menschen kommunizieren auf diese Weise miteinander. Dadurch wird auch die Möglichkeit eröffnet, daß wir uns an das Universalwissen des Kosmos andocken können, das überall verfügbar ist. Es gibt bestimmte Techniken, die den Zugang leichter ermöglichen, z.B. die Nathal-Methode.

Menschen, die über besonders viel Wissen verfügen, haben das nicht einfach in Büchern gelesen, sondern konnten es sich bewußt machen und dadurch abspeichern. Nur angelesenes Wissen vergessen wir genauso schnell, wie wir es aufgenommen haben.

Sämtliches Wissen, jede Problemlösung ist bereits vorhanden. Wir können die Fähigkeit entwickeln, es abzurufen, indem wir uns in den universellen Wissensstrom einklinken. Manchmal gelingt uns dies auch spontan. Blitzartig sehen wir eine Lösung vor uns. Wir können das zwar nicht erklären, können es auch nicht beweisen, wissen dann aber einfach, daß es nur so und nicht anders sein kann.

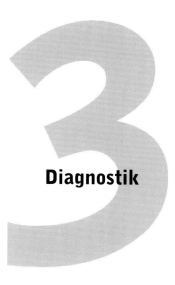

Diagnostik

3. Diagnostik

Sämtliche Möglichkeiten, die uns die Schulmedizin bietet, dienen dem Nachweis eines bereits vorhandenen Tumors von mindestens der Größe einer Erbse und einer Zellmasse von über 1 Million bis zu 1 Milliarde. Eigentlich ist es damit für eine Heilung schon zu spät.

Deshalb wird immer wieder nach neuen Möglichkeiten Ausschau gehalten, um bereits die Entwicklung, also die Tendenz zum Krebswachstum zu erkennen. Die vorausgehende **Terrainschädigung**, für die eine Dauerdepolarisation der Zellen bei ATP-Verarmung und eine katabole Stoffwechsellage mit Verlust des reduzierenden Milieus und vorhandener Gärung charakteristisch ist, läßt sich beispielsweise mit den verschiedenen Arten der bioelektronischen Funktionsteste nachweisen. Eine Präkanzerose heißt aber noch nicht, daß der Patient bereits einen Tumor hat, sondern nur, daß eine Tendenz dazu besteht. Aber hier sei ganz klar vermerkt, auch diese diagnostischen Methoden sind nicht sicher genug.

Bis heute existiert keine zuverlässige Krebsdiagnostik!

ÜBERHOLTES TNM-SYSTEM

Ganz im Gegensatz zur bisherigen Auffassung muß davon ausgegangen werden, daß es primär bereits zu einer Mikrometastasierung kommt. Erst sekundär, durch die Schwächung des Immunsystems kann am schwächsten Punkt des Organismus ein (Pseudo)"Primärtumor" heranwachsen.

Eine ständig patrouillierende Immunabwehr hätte diese Zellen längst aufgespürt

und vernichtet, nicht aber ein angeschlagenes System.

Durch diese neuen wissenschaftlichen Erkenntnisse über die Frühmetastasierung, die als Sensation angesehen werden können, fällt das bisherige TNM-System völlig in sich zusammen. Es ist nun gesichert, daß die Metastasierung von nur wenigen Tumorzellen bereits so früh eintritt, daß zu diesem Zeitpunkt von einem Primärtumor weit und breit noch nichts zu sehen ist. Die Reihenfolge ist also erst (und sofortige) Metastasierung, später Heranwachsen des Tumors, der das Prädikat „primär" nicht mehr verdient. Dies geschieht dadurch, daß die Tumorzellen über Genexpression und dadurch erzwungene Angioproliferation sehr früh Anschluß an den Kreislauf bekommen, sich absiedeln und nur auf ihre Chance warten, bei einer Schwächung des Immunsystems zu proliferieren.

Damit wird deutlich, daß der Ort, an dem letztlich eines dieser Zellpakete zu einem Tumor heranwächst, keine Rolle im Sinne einer kausalen Therapie spielt, jedoch den locus minoris resistentiae markiert.

Überhaupt wird jede bisher durchgeführte schulmedizinische Diagnostik, jede davon abgeleitete klassische Behandlung (Stahl, Strahl, Chemo) unter diesen neuen Gesichtspunkten ausgesprochen fragwürdig.

Nun könnte man meinen, daß Tumormarker geeignet seien, sehr früh eine Krebsentwicklung zu erkennen und deshalb zur Basisdiagnostik gehören. Das genaue Gegenteil ist der Fall. Durch häufige (!) falsch negative Ergebnisse wird eine Sicherheit vorgegaukelt, die nicht existiert. Durch ebenso häufige falsch positive Resultate wird eine unnötige Tumordiagnostik in

Gang gesetzt, die belastend, kostentreibend und im Grunde völlig überflüssig ist.

NEUE LABORDIAGNOSTIK

Eine neue Labordiagnostik, die von U.Kübler, München inauguriert wurde, hilft da ein ganzes Stück weiter. Über eine einfache Blutentnahme und Serumgewinnung läßt sich feststellen, ob es zirkulierende Tumorzellen im Blut gibt (Marker c-erb B2). Es läßt sich auch erkennen, ob die Tumorabwehr funktionstüchtig ist, oder nicht, weil u.U. das Tumor-Supressor-Gen p-53 beschädigt ist. Diese Untersuchungen können noch durch eine Polymerasekettten-Reaktion (PCR) ergänzt werden, um evtl. zirkulierende Tumor-DNA aufzuspüren.

Damit lassen sich bereits wertvolle Aussagen zur Früherkennung machen. Das ganze kann noch weitergeführt werden durch eine diagnostische Apherese. Mit dieser „Blutwäsche" (ähnlich der Dialyse) können Tumorzellen herausgefiltert und isoliert werden. An diesen lassen sich dann bestimmte Medikamente auf ihre Wirksamkeit hin bei speziell dieser Tumorart testen.

Aber auch für den Verlauf, für die Beurteilung der Therapieeffizienz und für die Prognose sind diese Untersuchungsmöglichkeiten wertvoll.

Gleichzeitig läßt sich eine Aussage darüber machen, ob eine geplante Chemotherapie überhaupt ansprechen würde oder nicht, was ein wesentlicher Aspekt für das weitere therapeutische Vorgehen ist und wodurch unnnötiger Schaden am Patienten vermieden wird. Ohnehin sprechen weniger als 20% der Patienten auf Chemo an, behandelt werden damit aber fast 100%.

WAHRSCHEINLICHKEITEN

Ein gangbarer Weg für die Praxis ist das Sammeln von Einzelbefunden unterschiedlichster Herkunft, um Wahrscheinlichkeiten zu bestimmen, die auf eine bösartige Entwicklung hinweisen. Dies befriedigt natürlich den streng akademisch denkenden Kollegen in keinster Weise, ist aber einfach Tatsache. Jedes Vorgaukeln einer streng wissenschaftlichen Diagnostik entspricht nicht der Wahrheit.

Da wie bei jeder chronischen Erkrankung die Leistung des Immunsystems über den Ausgang der Krankheitssituation entscheidet, verdient dieses bei der Diagnostik die größte Aufmerksamkeit.

Das Immunprofil sagt leider zu wenig über die Funktion des Abwehrsystems aus. Hier werden nur Zahlen genannt, die aber nichts über die Funktion der Zellen aussagen. Dazu eignet sich besser der Multitest Merieux und die Bestimmung des Tumor-Supressor-Gens p-53.

Der Stellenwert der zur Verfügung stehenden Diagnostik muß neu geordnet werden. Bisher wurde bei den klassischen Untersuchungen zu viel Wert auf bildgebende Verfahren gelegt. Man wollte sich das Problem „anschauen", hat dabei jedoch völlig übersehen, daß die Ursache für eine Funktionsstörung niemals sichtbar ist. Dadurch wurde von der eigentlichen Fragestellung abgelenkt.

FUNKTIONSUNTERSUCHUNGEN

Der Wert eines diagnostischen Verfahrens muß abgestuft betrachtet werden. Vorrang hat alles, was die Dynamik des Systems, nämlich den **Bezug zur Stoffwechselregu-**

lation herstellen kann. Dazu gehören alle Ergebnisse, die Hinweise auf die Ursache der fehlenden anabolen Gegenregulation für den katabolen Krebsstoffwechsel geben.

Allen direkten Messungen wie der Stoffwechseltestung mit dem VEGA-STT oder der Bestimmung der Gesamtanabolen Aktivität GAA nach J. Schole ist dabei der Vorzug zu geben. Dabei handelt es sich um ausgesprochen preiswerte Methoden.

Die Serumdiagnostik nach U.Kübler, sowie die Funktionsuntersuchungen des Abwehrsystems haben ebenfalls einen hohen Stellenwert.

Hinzu kommt die funktionelle Diagnostik mit den bioelektronischen Meßverfahren wie VEGA-SEG, VEGA-DFM, Decoder, BFD, EAV, Vegatest, aber auch Kinesiologie.

Der energetische Orthomolekular-Test gehört ebenfalls hierher, wobei allerdings auch Blutergebnisse herangezogen werden können.

Erst am Schluß sind die statischen Diagnosemöglichkeiten der Schulmedizin in Erwägung zu ziehen, die meist sehr belastend für den Patienten sind und obendrein teuer. Die Ergebnisse interessieren eigentlich nur den Chirurgen, der eine OP plant. Sie eignen sich nicht einmal für eine Verlaufskontrolle, da sie zu unsensibel sind.

3.1 Erweiterte Diagnosestellung

Ganzheitlich denkende Therapeuten geben sich ohnehin nicht mit der Diagnose „Krebs" zufrieden, sondern versuchen den Patienten insgesamt, d.h. auch im Wechselspiel mit seiner Umgebung zu erfassen.

Dazu gehört die **Ganzheitliche Diagnose**, die aus vier Punkten besteht:

1. **Leitsymptom** (entspricht der Lokalisation des Krebses)

2. **Konstitution** (genetische Schwachpunkte)

3. **Dauerstreßfaktoren** (multifaktorielle Dauerbelastungen)

4. **Auslöser** (zurückliegendes Ereignis mit einem bestimmten Zeitgeist)

Da wir heute wissen, daß der Krebs immer das Endergebnis einer chronischen Entzündung ist, die sich im Grundregulationssystem nach Pischinger abspielt und irgendwann außer Kontrolle des Immunsystems geraten ist, muß auf diese Tatsache besonderes Augenmerk gelegt werden.

Nach den o.g. Ausführungen sollte dieser Entzündungsprozeß rückverfolgt, seine Entwicklung aufgerollt werden, um die Ursache und den Zeitraum zu eruieren, wo der physiologische Prozeß einer Entzündung entgleist ist. Es ist der Zeitpunkt, als die sich teilenden Zellen immer näher aneinandergerückt sind und die konstruktive Interferenz in die destruktive hätte umschlagen müssen. Dies geschah aber nicht, weil die Informationsebenen nicht regelgerecht aufgebaut wurden. Dazu hätte es eines Planes bedurft, der in der DNA codiert vorliegt. Dieser wurde aber nicht abgerufen, weil ein bestimmtes Ereignis, ein negatives Psycho-Quantenfeld den Informationstransfer der DNS gestört hat. Das muß gefunden werden, hier liegt der Schlüssel!

Es muß u.a. herausgearbeitet werden, durch welche SEM, die im Unterbewußtsein schlummern und darauf basierenden negativen Glaubenssätze, bestimmte stoffliche Veränderungen begünstigt wurden.

Alle relevanten vorliegenden Untersuchungsergebnisse sollten deshalb in Übereinstimmung gebracht werden zur zugrundeliegenden Psychoenergetik (vergl. Kap. 2.1.1).

Dazu wird als Grundlage der Lüscher-Test herangezogen. Dieser Test hat den Vorteil, daß er in erster Linie die versteckten Probleme des Unterbewußtseins erfassen kann und noch dazu sehr schnell geht. Er wird deshalb auch zwischendurch als Verlaufskontrolle durchgeführt.

Die Kunst des Behandlers besteht jedoch nicht darin, durch eine aufwendige Diagnostik möglichst viele Fakten zusammenzutragen, sondern vielmehr in der Fähigkeit der Kombination und des Sicheinfühlens!

3.2 Prodromi

Arzt sein ist eine Kunst und keine Wissenschaft. Deshalb gehören auch besondere intuitive Fähigkeiten dazu, die aber erlernbar sind, wenn man als Therapeut die Notwendigkeit dafür einsieht und sich nicht als Buchhalter und Verwalter unzähliger Befunde verstehen will.

Im Laufe der Jahre wird man viele Krebspatienten gesehen und untersucht haben. Dabei schärft sich der Blick für Hinweise, die auch ohne technischen Aufwand zu einer Verdachtsdiagnose führen können. Es sind die kleinen Mosaiksteine, die der Erfahrene sinnvoll zusammensetzen kann.

Diese Prodromi werden vom Patienten immer registriert, wenn auch nicht jedesmal bewußt gemacht. Auf genaues Nachfragen kann die „Ausbeute" aber doch ganz gut werden.

Wenn ein Patient berichtet, daß er in den letzten Jahren so freudlos geworden ist, fast schon depressiv, gleichzeitig noch abgenommen hat, dann müssen alle Alarmsirenen losheulen.

Aber nicht immer ist es so offensichtlich. Manchmal gibt es nur diskrete Hinweise, die aber genauso wichtig und bedeutend sind. Nachlassen der Libido in jungen Jahren, glanzlose Augen, stumpfes Haar, evtl. mit Haarausfall, Neigung zu chronischen Entzündungen, schlechte Heiltendenz bei Verletzungen, neu aufgetretene Verdauungsstörungen, Leistungsabfall und ständig müde, wenig Lust und Interesse an neuen Dingen, Resignation, Auftreten eines Herpes zoster, häufige Infekte - um nur einige dieser Prodromi zu nennen. In all diesen Fällen genügt es nicht (!), normale Blutuntersuchungen durchzuführen. Meistens kommt nichts dabei heraus und die Patienten werden auf die Psychoschiene abgeschoben.

Hier wäre es bereits angebracht, einen Multitest-Merieux und eine Bestimmung von c-erb B2, sowie des Supressor-Gens p-53 durchzuführen, evtl. auch eine Polymerasenketten-Reaktion (PCR). Eine invasive Krebsdiagnostik sollte dann erfolgen, wenn sich hier positive Befunde ergeben, sonst kann sie unterbleiben!

Achtung! Streng gewarnt werden muß vor bioptischen Untersuchungen. Hier besteht nicht nur die Gefahr der Zellverschleppung, sondern diese erfolgt in jedem Falle! Zusätzlich kommt es lokal in der Matrix zu einer Alarmreaktion nach Selye, die nicht von der gerade an dieser Stelle mit Sicherheit nicht mehr funktionsfähigen Matrix ausreguliert werden kann und deshalb eine enorme Belastung darstellt.

Krebsverdächtige Knoten sollten deshalb nur unter Operationsbedingungen und nur nach entsprechender biologischer Vorbereitung im Ganzen entfernt werden, und zwar so schonend wie möglich.

3.3 Krebsdiagnostik im Überblick

Aus der folgenden Übersicht sollte eine individuelle Auswahl getroffen werden, wobei immer das Kosten-Nutzen-Verhältnis beachtet werden sollte. Es gilt auch hier: So viel wie nötig, so wenig wie möglich.

Ermittlung der Ganzheitlichen Diagnose
(Leitsymptom, Konstitution, Dauerstreßfaktoren, Auslöser)

- Gründliche Anamnese und körperliche Untersuchung
- Bestimmung des konstitut. Schwachp. (KSP) n.d. 5-Elementen-Lehre
- Errechnung der individuellen Schwingungsfrequenz
- Bestimmung des Grundtones
- Bestimmung der Polung des Gleichstromsystems
- Bestimmung des hauptgestörten Funktionskreises (Meridiandiagnostik)

Stoffwechselregulation

- Bestimmung der gesamtanabolen Aktivität GAA
- Stoffwechseltest mit VEGA-STT

Psychoenergetik

- Lüscher-Diagnostik
- Eruieren negativer Glaubenssätze

- Charakterisierung des Umgebungsquantenfeldes
- Eruierung prägender Spezifischer Erfahrungsmuster SEM
- Erarbeiten der „Zeitlinie"
- Test auf Lateralitätsstörung („Abschalten" einer Hirnhälfte)

Blutdiagnostik

- CRP, Neopterin, Immunelpho (IgE !), Subklasse IgG1 (Mamma-Ca)
- zirkulierende Immunkompl. (Pankreas-, Magen-, Mamma-, Hirn-Ca),
- diff. BB (Eosinophile erniedrigt bei Rezidivgefahr)
- Best.v. p53, c-erb/B2, evtl. PCR (Labor Dr.Kübler, München)
- HLA-Test (Cytotest)
- Minerale (Kupfer steigt, Zink fällt ab, Norm 7:1)
- Vitamine (Beta-Carotin-Mangel hochsignifikant für Magen- oder Lungen-Ca)
- toxische Belastungen

Abwehrsystem

- Multitest Merieux
- Immunprofil (erniedrigt: T4-Helfer, zytotox.T8, NK-Zellen, Lympho, T4/T8 unter 0,4) Ausnahmen: malignes Melanom, kolorektales Ca.
  Bei Magen- u. Mamma-Ca T4/T8 über 0,9
- ABTS® (Fa.Randox) Bestimmung der gesamt-antioxydativen Potenz

Funktionsuntersuchungen

- VEGA-SEG, DFM, Decoder, EAV, BFD, Elektroneuraldiagnostik

- Kinesiologie

Bildgebende Verfahren

- Sonografie
- Röntgen, Computer-Tomogramm, Kernspin

Therapieansatz

4. Therapieansatz

4.1 Vorbemerkungen

Nachdem nun sehr viele Fakten, und zwar z.T. aus völlig unterschiedlicher Sicht vorgestellt wurden, kann sehr leicht der Überblick verlorengehen. Deshalb soll an dieser Stelle nochmals eine Übersicht gegeben werden.

Faßt man alle neuen Erkenntnisse zum Thema Krebs zusammen, dann wird klar, daß eine endgültige Lösung nicht allein auf materieller Ebene und auch nicht allein auf der energetischen Ebene zu finden sein wird.

UNTERSCHIEDLICHE KULTUREN

Um zu dieser Überzeugung zu kommen, brauchen wir nur in unsere Welt hinauszuschauen. Es leben nicht zufällig seit tausenden von Jahren, auffallend konzentriert auf einen bestimmten Teil dieser Erde, Menschen, die sich vorwiegend der rechten Hirnhälfte bedienen, das sog. senkrechte konstruktive Denken gewohnt sind und eine asiatische Hochkultur verkörpern.

Es leben auch nicht zufällig fast ebenso viele Menschen auf der anderen Seite der Welt, die vorwiegend linkshirnig analytisch rational denken und die westliche Hochkultur verkörpern. Beide Blöcke haben ihre Vorzüge und ihre Nachteile. Erst jetzt ist es in zunehmendem Maße durch die vernetzte Kommunikation zu einer immer stärkeren Vermischung der kreativen Potentiale gekommen, was sich in der Zukunft noch in verstärktem Ausmaß fortsetzen wird. Es wird dadurch eine Form der Informationsverarbeitung geben, die

ganz neue Horizonte erschließen wird. Aus 1 + 1 wird dabei nicht 2, sondern ein Vielfaches davon, da sich die geistigen Potentiale beider Hirnhälften gegenseitig potenzieren.

Es ist aber ebensowenig ein Zufall, daß dieses Aufbrechen, diese Neuorientierung gerade jetzt stattfindet. Es mußten zunächst erst einmal die kommunikativen Möglichkeiten geschaffen werden, d.h. die Zeit mußte reif sein, damit der Zeitgeist wirken konnte. Die Jahrtausendwende bringt uns den neuen Zeitgeist, der nicht nur völkerübergreifend wirksam sein, sondern sich bei jedem von uns zeigen wird.

DIE SYNTHESE

In dieses neue Bewußtsein wird mit eingehen, daß die vielen kleinlichen Dinge, die unser Ego ständig beschäftigen und uns von der eigentlichen Lebensaufgabe abhalten, einem neuen gemeinsamen Ziel weichen werden. Es wird eine Hinwendung aller Menschen zu der gemeinsamen Aufgabe sein, die dann allen bewußt sein wird, ohne daß die Individualität des Einzelnen verlorengeht. Im Gegenteil, gerade die besonderen Fähigkeiten der Menschen werden gefragt sein, um diese Aufgabe bewältigen zu können.

Was wird also unser Weg sein, wo müssen wir die Lösung suchen?

Die Koordination beider Hirnhälften wird das zukünftige Denken der Menschen bestimmen. Die SYNTHESE von materiell erfahrbarer Realität und ihrem energetischem Ursprung (und damit das Verständnis dafür) gibt den Weg vor für die Lösung unserer Probleme. Ein neues Bewußtsein der Menschen, das von diesem übergreifenden Denken mit den neuen Möglichkeiten der Informationsverarbeitung geprägt ist, wird einen Quantensprung auslösen.

PROBLEME DER MEDIZIN

Die Medizin hat sich selbst in eine Sackgasse hineinmanövriert. Der Grund liegt in der ausschließlich analytischen reduktionistischen Vorgehensweise, die auf den Hauptirrtum zurückgeht, die linearen Gesetze der Mechanik Newton's auch auf belebte Organismen anzuwenden. Deshalb kam es auch zu dieser high tech-Fehlentwicklung. Fast unbezahlbare Apparaturen schaffen gute Bilder, geben jedoch keinerlei Auskunft über Funktionen und damit die Lebensprozesse. Die Ausbildung „an der Schule", den Universitäten, ist völlig ungeeignet für die Problembewältigung chronisch Kranker in der freien Praxis.

Die zentrale Funktion der Stoffwechselregulation für Gesundheit und Krankheit wird einfach ignoriert, geschweige denn gelehrt, weil die komplexen vernetzten Strukturen sich einer linearen Betrachtung entziehen. Ganz besonders schlimm ist allerdings, daß jeder neue Ansatz, jede Kritik am System mit aller Härte bekämpft wird.

Wir brauchen uns ganz gewiß nicht zu wundern, warum unser Gesundheitssystem insuffizient und deshalb unbezahlbar geworden ist.

Wie schon eingangs beschrieben, hat sich trotz großem Aufwand in der Krebsforschung und überhaupt im Bereich chronischer Erkrankungen in den letzten Jahren wenig getan. Auch die Naturheilverfahren „kranken" am gleichen Dilemma. Sie sind zwar schonender und auch billiger, i.d.R. auch effektiver als die unterdrückenden schulmedizinischen Maßnahmen, stellen aber keine Innovation dar, die dringend notwendig ist, um eine Antwort auf die zunehmenden Umweltprobleme unserer Zeit zu geben. Es muß bedacht werden, daß sie in einer früheren Zeit entstanden, die sich sehr von unserem Zeitgeist unterscheidet und deshalb gewissermaßen antiquiert sind.

Diese Behauptung wird dadurch untermauert, daß sich kaum noch Sekundenphänomene auslösen lassen, bzw. immer öfter die Wirkung des gewissenhaft repertorisierten Simile ausbleibt. Es sollte jedoch festgehalten werden, daß o.g. Therapieverfahren in ihrer Zeit, als sie entwickelt wurden, revolutionär waren (weshalb sie von manchen heute noch nicht verstanden werden) und in excellenter Weise die Krankheiten jener Zeit zur Abheilung brachten.

Sie können heute nicht mehr in der gleichen Weise wirken, da sich die Basis und die Umgebungsverhältnisse komplett gewandelt haben. Dadurch hat sich die Regulationsfähigkeit der Patienten rapide verschlechtert.

Das heißt nicht, daß man sie deshalb verlassen sollte. Sie leisten in der Praxis immer noch große Dienste, sind aber oftmals als Einzeltherapie überfordert bei den schweren Krankheiten unserer Zeit.

Die Entwicklung und der Fortschritt in Wissenschaft und Forschung ist durch Quantensprünge geprägt. In der Medizin ist ein solcher bislang allerdings ausgeblieben.

Wir steuern auf das Jahr 2000 zu, wir nähern uns damit auch wieder dem 11-jährigen Zyklus der Sonneneruptionen, in denen immer große gesellschaftliche Ereignisse stattfanden. Wir stehen am Beginn des Wassermannzeitalters, das Patriarchat wird wieder durch ein Matriarchat abgelöst werden. Bei solch großen Umwälzungen müßten doch, nach außen hin sichtbar, Revolutionen in den Gehirnen der Menschen und Wissenschaftler stattfinden.

Sie kündigen sich m.E. bereits an, und es können erste Anzeichen wahrgenommen werden. Entscheidend ist allerdings, daß in die richtige Richtung geschaut wird.

NEUE IMPULSE

Woher kommen derzeit alle Impulse des Fortschrittes? Von der Elektronik, von der vernetzten Kommunikation. Wie außen so innen, also sollten wir ruhig einen Blick auf die vernetzte Kommunikation werfen, die unser Inneres mit der Umgebung, mit der Umwelt, mit anderen Menschen, mit früheren Ereignissen, mit dem Unterbewußten usw. verbindet. Genau diese Wechselwirkungen sind es, die bisher zu sehr vernachlässigt wurden, die jedoch entscheidend über Krankheit oder Gesundheit mitbestimmen.

Ich möchte deshalb an dieser Stelle in groben Zügen das Wesen der vernetzten Kommunikation darlegen, das zunächst hypothetisch erscheint, in vielen Details jedoch bereits bewiesen ist, in anderen zumindest sehr logisch erscheint. Dieses Denkmodell hat vor allem einen Vorteil: Es läßt sich hervorragend damit arbeiten.

DAS UNTERBEWUßTSEIN

Gehen wir einmal davon aus, daß der immer wieder geäußerte Gedanke von nicht nur einem Erdenleben, sondern von vielen, die wir im Laufe der Zeit absolviert haben, richtig ist. Stellen wir uns außerdem vor, daß die Summe all jener Erfahrungen, die wir dabei gesammelt haben, nicht verlorengegangen, sondern im Unterbewußtsein abgespeichert ist, dann hätte das weitreichende Auswirkungen auf unser jetziges Leben.

Damit wäre beispielsweise erklärt, wieso bei den Menschen in ganz unterschiedlicher Weise bestimmte Talente vorhanden sind, wieso man sich im Urlaub in einem fremden Land plötzlich an einem scheinbar vertrauten Ort wiederfindet, wieso man sich zu einem fremden Volk sehr stark hingezogen fühlt usw.

Wenn Sie obigen Gedanken nicht zustimmen können und nur von diesem einen Leben ausgehen, reduziert sich der Erfahrungsschatz auf das jetzige Leben. Die weiterführenden Gedanken bleiben jedoch die gleichen.

PSYCHE

Anerkannt ist heute weitgehend, daß wir von unserem Unterbewußtsein gesteuert werden, weil unser geistiges Potential dadurch beeinflußt wird. Wir können diesen Prozeß Psychoenergetik nennen (vergl. Kap. 2.1.1).

Im Unterbewußtsein sind also alle bisherigen Erfahrungen abgespeichert. Es handelt sich dabei um die Spezifischen Erfahrungsmuster (SEM), über die schon öfter berichtet wurde. Diese können positiv wie negativ sein. Sie wirken als solche auf alle Fälle konditionierend, d.h. durch sie wird entweder Gesundheit oder auch Krankheit gefördert.

Das Unterbewußtsein kann nur rein energetisch, als komplexes Schwingungsmuster verstanden werden. Es hat keine stoffliche Struktur. Das Gehirn ist jedenfalls nicht seine materielle Basis. Von großer Bedeutung sind Forschungsergebnisse, die besagen, daß jedes Molekül über Bewußtsein verfügt (nicht nur im Organismus!). Moleküle sind aber das Produkt energetischer Wechselwirkungskräfte (vergl. C.Rubia), weshalb das Bewußtsein, bzw. Unterbewußtsein auch nur Bestandteil dieser Energieform sein kann (vergl. B.Heim, W.Dröscher).

Da es sehr viele ähnliche SEM geben kann, bedeutet dies Zunahme der Kohärenz und damit Verdichtung eines bestimmten Schwingungsmusters.

Dieses wird dadurch sehr stark nach außen projiziert und in Resonanz treten zu allen ähnlichen Ereignissen der jetzigen Realität. Es führt auch zwangsläufig zu einer bestimmten (einseitigen) Sichtweise der Realität.

Man sucht dann förmlich Ereignisse, die in Resonanz treten können. „Aller guten (oder schlechten) Dinge sind 3", sagt der Volksmund. Damit ist gemeint, daß ein Ereignis auf Grund seiner Kohärenz das nächste (ähnliche!) hinterherzieht.

Oder: „Was man fürchtet, zieht man an". Dies hat den gleichen Hintergrund. Über das Gedankenquantenfeld schafft man sich eine bestimmte Affinität für ähnliche Ereignisse. Dieses wird aber durch die Art der SEM geprägt.

Hat ein Mensch sehr viele negative SEM abgespeichert, wird er dadurch immer wieder mit dieser (scheinbar negativen) Realität konfrontiert, umgedreht mit der positiven.

Beispiele dazu gibt es häufig. Wer sich viel mit Geld beschäftigt und dabei erfolgreich ist, wird immer reicher. „Geld kommt zu Geld", sagt der Volksmund. Wer im Spekulieren, oder im Spielen „Pech" hat, der verspielt Haus und Hof.

Der Glückliche geht mit viel Glück durch sein Leben. Schön wäre es, dieses Patentrezept zu erfahren - oder wissen wir es schon? Es läßt sich nach dem o.g. ganz leicht ableiten. Auf Grund einer grundsätzlich optimistischen Einstellung zum Leben werden vorwiegend positive SEM gebildet, die sich als Selbstläufer aufsummieren, so daß diese Menschen nichts mehr in ihrer positiven Haltung erschüttern kann. Damit muß natürlich sehr früh im Leben begonnen werden. Aus diesen Gründen ist die Kindheit, das Umfeld, das Elternhaus, die Erziehung so wichtig.

LEBENSRHYTHMEN

Nun gibt es bekanntermaßen Rhythmen im Leben des Menschen. Fundamental und übergeordnet scheinen die 7 Jahreszyklen zu sein. Mit 7 Jahren bekommen wir die zweiten Zähne, mit 14 tritt die Pubertät ein, mit 21 sind wir erwachsen usw.

In diesen Rhythmen durchlaufen wir auch immer wieder unsere 7 Chakren mit der Betonung unterschiedlicher Lebensprinzipien.

Nun wäre es also denkbar, daß auch unser Unterbewußtsein seine Informationen im

„Umwälzsystem" rhythmisch aussendet und die verschiedenen S E M zyklisch abgerufen werden. Die Beobachtungen in der Praxis bestätigen dies. Viele Patienten können tatsächlich berichten, daß sich bestimmte Themen alle 7 Jahre wiederholen, selbst das Geburtstrauma.

Die Themen werden dann natürlich auf einer höheren Entwicklungsstufe, die man zwischenzeitlich erreicht hat, bearbeitet, weshalb sie oftmals nicht als Wiederholung erkannt werden.

Dieses Spiel kann sich bis zum Tod wiederholen, allerdings wird es in den meisten Fällen durch den Ausbruch der zugehörigen (!) Krankheit unterbrochen. Denn eine Wiederholung ist nur dann möglich, wenn das Thema nicht „erlöst" wurde. Die Kohärenz nimmt dann immer weiter zu, weshalb die Auseinandersetzung mit dem Problem jedes Mal härter wird.

Nur dann ist die Auflösung des kohärenten Musters möglich, wenn das Problem erkannt wird und dieser Mensch sich seinem Thema stellt, indem er es bearbeitet. Dazu gehören Loslassen, Vergeben, Verzeihen und ähnliche großherzige Handlungen, die aus Egoismus oder seelischer Verletzung heraus oftmals nicht möglich erscheinen. Es führt aber kein Weg daran vorbei.

Bei Nichtauflösung besteht die zunehmende Gefahr, daß sich die S E M somatisieren.

FELDKOPPLUNG

Nun kompliziert sich aber die Situation dadurch, daß das kohärente Feld des Unterbewußtseins nicht nur „in den Körper hineinstrahlt", sondern auch in seine Umgebung, d.h. damit das Charisma dieses Men-

schen prägt. Damit schafft er sich über die Affinität zusätzlich noch das dazu passende Umfeld, (Freunde, Bekannte, Arbeitsverhältnisse, Familie, Lebensstil usw.), welches all seine Gedanken und Taten reflektiert. („Sag mir, mit wem Du gehst, und ich sage Dir, wer Du bist".)

Das Umgebungsquantenfeld steht mit dem Menschen wie ein vorgehaltener Spiegel in ständiger Resonanz, und zwar mit seinem Aura-Quantenfeld und speist dieses mit Energie.

Es kann nun hier zu einer derart hohen Verdichtung gleichschwingender Energiequanten kommen, daß die Naturkonstante (etwa 1 Milliarde Energiequanten zu einem Masseteilchen) erfüllt wird (dies geht mit einer Absenkung der Frequenz einher) und über diese Reflexion eine Materialisation der Gedankenquantenfeldstruktur (auf dem Boden der abgespeicherten S E M) in Form eines pathologischen Gewebes bis hin zum Tumor entsteht. Diese Erkenntnisse beruhen auf den Forschungen von B. Heim, W. Dröscher, J. T. Muheim, C. Rubia et al.

Mit anderen Worten ausgedrückt bedeutet dies, daß eine pathologische Gewebsveränderung nicht verschwinden kann, sondern sich ausbreitet, oder immer wieder auftritt, solange sich am Umfeld des Patienten nichts ändert und die negativen S E M weiterbestehen.

Man könnte salopp formulieren:

Die ständig und überall vorhandene „Quantensuppe", die das gesamte Uni-

versum ausfüllt und die Einheit darstellt, wird durch den unverändert anhaltenden Informationsfluß durch die SEM und der Reflexion des Umfeldes immer wieder neu strukturiert und kann sich somit weiterhin stofflich manifestieren.

GEDANKENFELDER ERZEUGEN STRUKTUREN

Gedanken erzeugen Schwingungsfelder, die Affinität zu gleichsinnigen Schwingungen haben und dadurch verstärkt werden können (Familie, Beruf, Wohnort). Diese stehen in ständiger Resonanz mit dem Organismus.

Die quantenphysikalischen Grundlagen der Entstehung von materiellen Strukturen aus Energie (Photonen), welche durch einen ständigen (gleichförmigen) Informationsfluß geprägt wurden, sind nicht nur aufgeklärt, sondern auch für den Laien nachvollziehbar.

Es handelt sich dabei aber nicht um eine Einbahnstraße. Alle stofflichen Veränderungen sind wieder rückbildungsfähig, wenn der kohärente Informationsfluß umgepolt wird. Auch die Krebsgeschwulst unterliegt diesen Gesetzen.

Das Problem stellen die Felder dar, die sich im Laufe der Zeit derart verdichten können und zusätzlich aus anderen (ähnlichen) Feldern gespeist werden, daß es großer Anstrengungen bedarf, um diese auflösen zu können.

Aus diesem Grunde ist es ganz besonders wichtig, den Patienten nicht isoliert, sondern mit all den Wechselwirkungen mit seiner Umgebung zu betrachten.

Es ist aus quantenphysikalischer Sicht eine Manifestations-Kaskade zu beobachten, wenn in die resonanzfähigen Systeme Energie eingespeist wird, deren Auslöser der Patient über seine Gedankenmuster in Verbindung mit der Gefühlsebene selbst ist, die sich am Schluß aber verselbständigen kann:

Materialisation aus quantenphysikalischer Sicht

1. Aufsummierung ähnlicher SEM im Laufe der Zeit.

2. Zunahme der Kohärenz „unerlöster" Konflikte.

3. Verdichtung der dadurch geprägten negativen Gedanken-Quantenfelder.

4. Gedanken-Quantenfelder resonieren mit der DNS, weshalb diese kohärente Biophotonen bestimmter Frequenz abstrahlt.

5. Wenn mit den Gedankenmustern starke Gefühle verknüpft sind, resonieren diese mit dem kristallinflüssigen Wasser. Damit wird der Zeitfaktor eingeschaltet.

6. Ausbildung eines für die Gedankenfelder typischen Charismas.

7. Affinität schafft das entsprechende Umgebungsfeld (Familie, Heim, Arbeitsplatz).

8. Die Biophotonenstrahlung und die Schwingungen des Wassers schaukeln sich gegenseitig auf (Amplitudenzunahme durch Selbstverstärkung).

9. Durch Absenkung der Frequenz unter Energiefreisetzung entsteht ein elektrisches Feld. Die freigewordene Ener-

gie bildet ein bestimmtes Aura-Quantenfeld.

10. Durch weiteres Absenken der Frequenz entsteht Materie mit einem noch stärkeren Aurafeld. Dieses Feld verfügt über ca. 1 Milliarde mehr Quanten als die gebildete Materie an Masse-Teilchen aufweist (Naturkonstante).

11. Zwischen Aura-Quantenfeld und Materie (Zellen, Gewebe) besteht ständig Resonanz, sowie mit den Quantenfeldern der Umgebung (Familie, Arbeitsplatz, Wohnort). Es kommt dadurch über Interferenz zu Verstärkung (gleiches verstärkt sich), oder durch Fremdeinflüsse (z.B. bestimmte Ernährung) auch zur Abschwächung dieser Felder.

SYNERGISMUS

Es ist also das „Dreigestirn", das die Krebsentstehung ermöglicht und unterhält:

❶ materielle Gedanken-Manifestation (Tumor)

❷ Aura-Quantenfeld des Krebses

❸ Umgebungs-Quantenfeld (Familie, Heim, Beruf, Arbeitsplatz usw.)

Das letztere speist ständig (die gleiche negative) Energie in das Aura-Quantenfeld ein, mit dem es ständig resoniert und unterhält damit die materielle Struktur des Krebses.

Es besteht also beim Krebspatienten eine stabile Dreierbeziehung:

Der Tumor ist das Ergebnis einer ständig kreisenden Idee, von der sich der Pa-

tient nicht befreien konnte, die sich materiell manifestiert hat. Das Tumorgewebe resoniert mit seinem Aura-Quantenfeld. Dieses resoniert ständig mit den Umgebungsfeldern. Dadurch wird eine hohe Stabilität (Kohärenz) aufrechterhalten.

AURA-QUANTENFELD

Das Aura-Quantenfeld ist die feinstoffliche Entsprechung des Tumors. Die Manifestation des Krebses kommt dann zustande, wenn eine bestimmte Naturkonstante erreicht wird, d.h. wenn im Aura-Quantenfeld etwa 1 Milliarde Quanten im energetischen Muster des Tumors (mit entsprechender Kohärenz) schwingen. Die „Idee", das Strickmuster des Krebses muß sich also erst stark genug verdichtet haben und mit entsprechender Hartnäckigkeit am Patienten „kleben" (es läßt ihn nicht mehr los), bevor es zu einer tatsächlichen Geschwulstbildung kommt. Am Grad der Differenzierung läßt sich ablesen, ob es sich um sehr primitive Gedankenstrukturen handelt (Haß, Neid, Mißgunst o.ä.), oder um höher entwickelte (intellektuelle) Formen.

Dieser Bereich des Aura-Quantenfeldes wird nun aber ständig durch die Umgebungsfelder „genährt", z.B. durch negative Einflüsse, kann jedoch durch jeden positiven Impuls teilweise wieder aufgelöst werden.

Man kann sich die Entwicklung eines Tumors, die über Jahre geht, zunächst wie eine „schwarze Wolke" vorstellen, die den Patienten unsichtbar umgibt und die durch die Aneinanderreihung vieler negativer Ge-

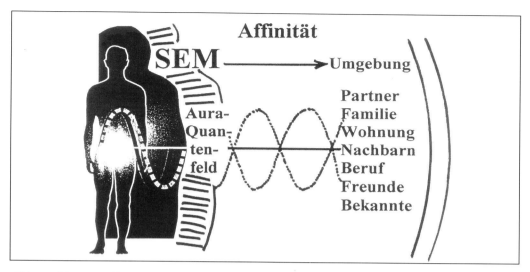

Abb. 15: Vernetzte Kommunikation - über die hier dargestellten Wechselwirkungen schaukelt sich das System auf und erreicht eine sehr stabile Struktur.

danken entsteht. Wahrscheinlich gibt es einen Kristallisationskern, ein seelisches Trauma, das der Patient nicht verarbeitet hat, das er nicht loslassen kann, um das herum sich weitere verstärkende Negativeinflüsse gruppieren. Kurz bevor nun die Naturkonstante 1 Milliarde zu 1 erreicht ist, können immer wieder positive Aspekte auftauchen, die sich teilweise auflösend auf dieses Feld auswirken. Dann wird die Tumorentstehung hinausgezögert. Kommt aber eines Tages sehr viel zusammen, verdichtet sich der „dunkle Bereich" so intensiv, daß ein Tumor entsteht.

Aber auch das Wachstum desselben unterliegt den gleichen Gesetzen. Hier kann Stagnation oder auch Beschleunigung eintreten.

Die „dunklen" Schwingungsmuster im Aura-Quantenfeld entsprechen ihrerseits immer den Umgebungsfeldern (Beruf, Familie, Wohnort usw.) und stellen nur eine höhere Verdichtung derselben dar. Sie entsprechen seiner Welt, seinem Universum, das er um sich herum aufgebaut hat. Die Prägung des Krebspatienten durch seine Umgebung gewinnt unter diesen Gesichtspunkten deshalb einen viel höheren Stellenwert, als dieser gewöhnlich zugestanden wird.

RADIKALE VERÄNDERUNG

Gelänge es, entweder neue Muster einzuspeisen, oder die alten Muster „auszutrocknen", könnte der Tumor nicht weiterbestehen. Ein krasser Fall wäre totaler Orts-, Berufs- und Partnerwechsel. Zusätzlich müßten allerdings auch die eingefahrenen Verhaltensmuster umprogrammiert werden.

In diesem Fall könnte tatsächlich mit völliger Heilung gerechnet werden. Aber allein schon das Aufzeigen dieser notwendigen Voraussetzungen macht deutlich, daß sicherlich nur ganz wenige Menschen bereit wären, einen solchen radikalen Schnitt zu machen.

Viele Patienten würden lieber sterben, als sich von allem zu trennen, was ihnen etwas bedeutet hat.

Das ist eigentlich der Hauptgrund, warum es ausgesprochen selten zu Spontanheilungen kommt. Die meisten Patienten sind leider Meister im Klammern und Festhalten. Das hängt natürlich damit zusammen, daß der eigentliche Sinn des Lebens nicht verstanden wurde.

Wir sind ein komplexes informationsverarbeitendes System, das in der Lage ist, Erfahrungen zu sammeln, weil es lernfähig ist. Einzig und allein aus diesem Grunde befinden wir uns auf dieser Erde.

Das klingt für die meisten sicherlich zu simpel, stellt aber in komprimierter Form die größte Weisheit dar, über die Philosophen seit tausenden von Jahren sinnieren.

Wenn es nun so ist, dann ist jeder Anlaß geeignet, um Erfahrungen zu sammeln, im Leid ohnehin besser als in der Freud. Damit stellt die Erkrankung eine ganz besonders wertvolle Möglichkeit dar, dies zu erreichen, weil wir in dieser Phase sehr viel über uns selbst erfahren können.

Genau das ist auch der Grund, warum in der Naturheilkunde die Krankheit der Gesundheit nicht polar gegenübergestellt und

deshalb bekämpft wird, sondern als ein Teil der Gesundheit (!) betrachtet wird, nämlich als Heilreaktion.

Im Rahmen dieser Aktion versucht sich der Organismus von seinen multiplen Belastungen (Dauerstreßfaktoren) zu befreien, weshalb er in diesem Bestreben unterstützt und nicht bekämpft werden sollte. Chronische Krankheiten zeigen an, daß der Organismus massiv von außen Hilfe braucht, akute klingen meist von alleine ab, es sei denn sie werden durch die „Anti's" der Schulmedizin unterdrückt.

Krankheit und Gesundheit sind gleichgestellte Aspekte eines Lebens, das darauf ausgerichtet ist, möglichst viele Erfahrungen zu sammeln.

Der Tod verliert dann seinen Schrecken, wenn er als natürlicher Übergang vom Leben in einen körperlosen Zustand, als eine Metamorphose angesehen wird. Damit wird es leichter, den Ausgang einer schweren Erkrankung, die mit dem Tod endet, zu ertragen.

Wenn der Patient diese Zusammenhänge versteht und sich aktiv darum bemüht, möglichst viel Erfahrung aus seiner Erkrankung zu ziehen, dann braucht er diesen stofflichen Aspekt nicht mehr zu leben und kann vollständig gesund werden.

Am leichtesten fällt dies, wenn er die Erkrankung als einen Teil seines Lebens begreift und damit annimmt, wenn er bereit ist, diese Situation voll auszuleben und nicht aus Angst vor dem Sterben an einem Aspekt der Gesundheit klammert, nämlich Wohlbefinden, was im Moment nicht vorhanden ist

Diese hier dargelegten Grundlagen und Hypothesen führender Wissenschaftler werden gleichzeitig durch jahrelange Beobachtungen im täglichen Umgang mit schwer kranken Patienten gestützt. Legt man dieses Gedankenmodell zugrunde, wenn anamnestische Daten abgefragt werden, ist die Übereinstimmung oftmals verblüffend. Einige philosophische Richtungen vertreten diese Thesen schon immer, wenn auch nicht so klar formuliert und auf den Patienten bezogen.

O.g. Ausführungen können deshalb als Essenz alten und neuen Wissens betrachtet werden.

Es wird bei diesem o.g. Ablauf sehr deutlich, daß alles letztlich mit der Abspeicherung negativer SEM (auf Grund der subjektiven Informationsfilterung und daraus resultierenden falschen Bewertung der Realität) begonnen hat. Das bedeutet aber auch, daß therapeutisch „in jeder Etage" angesetzt werden kann, da sich die Folgen der negativen SEM in mehreren Ebenen manifestieren werden. In den meisten Fällen ist jedoch nur die Psychotherapie kausal wirksam.

Keinesfalls heißt das aber, daß nur diese alleine zum Ziel führen würde. Die Prozesse auf den betroffenen somatischen Ebenen können sich zwischenzeitlich verselbständigt haben (z.B. Autoimmunerkrankungen), weshalb die Kombination verschiedener Therapieverfahren sinnvoll ist.

QUANTENSPRUNG IN DER MEDIZIN

Nach so vielen, neuen wissenschaftlichen Erkenntnissen wäre es anachronistisch, die Medizin in ihrer bisherigen Form weiter zu betreiben. Angepaßt an dieses neue Verständnis der Körperfunktionen und ihrer multiplen Wechselwirkungen mit den auslösenden Faktoren ist ein umfassendes, alle Interaktionen des menschlichen Daseins erfassendes Modell anzustreben, das

- die Einheit von Körper, Geist und Seele, sowie

- den Menschen als integrativen Bestandteil der Natur und des Universums

ohne Einschränkung berücksichtigt.

Ein umfassendes Therapiekonzept sollte aber außerdem die verschiedenen erprobten Therapieformen, die es inzwischen gibt, vereinen, so daß

- die individuellen Fähigkeiten des einzelnen Therapeuten voll ausgeschöpft,

aber auch

- eine interdisziplinäre synergistische Zusammenarbeit zur Therapieoptimierung möglich ist.

Das Besondere dabei wäre, daß es sich nicht um ein in sich geschlossenes Therapieverfahren handeln würde, sondern um eine Vernetzung verschiedener Einzelschritte, bzw. synergistischer Therapiemethoden. Diese können ganz unterschiedlicher Natur sein, also nicht nur die BIT betreffen.

Damit wäre dieses neue System gleich aus mehreren Gründen revolutionär, denn es würde den derzeitigen Stand der Wissenschaft einschließlich Quantenmechanik verkörpern, wäre allen bewährten Behandlungen gegenüber offen, sowie entwicklungs- und erweiterungsfähig, also kein starres System. Es würde andere erfolgreiche Therapieformen mit in die Behandlung einbeziehen, zu einem allgemein gültigen, naturheilkundlich orientierten, fachüber-greifenden Therapiekonzept.

4.2 Das UNIT-Konzept

DIE UNIVERSELLE NATURHEILKUNDLICH-INTEGRATIVE THERAPIE

Sozusagen als Essenz sämtlicher Gedan-ken, die in diesem Buch angesprochen wur-den, stellt sich diese neue Art der Behand-lung in 4 umfassenden Teilschritten dar:

* Ursächliches auslösendes SEM („Ur-blockade") im Unterbewußten aufsu-chen und auflösen

* Neuprogrammierung des Aura-Quan-tenfeldes mit der Quantenfeld-Therapie QFT

* Integration des Patienten in ein neues Umgebungs-Quantenfeld (Konflikte lö-sen - Beruf, Familie, Heim)

* Therapie der somatischen Auswirkun-gen (Körpertherapie: Konstitutionsstär-kung, Dauerstreßabbau mit BIT oder anderen Therapieformen)

Dieses UNIT-Konzept stellt nun das Regal dar, das ganz auf den Patienten abge-stimmt, mit Accessoires gefüllt werden muß. Dazu gehört die notwendige Diagno-stik und die Kunst des Behandlers, die Ge-samtproblematik, die hinter der Erkran-kung steht, zu erfassen. Er kann dabei sei-ne ganze Kreativität (rechtshirnig !) ein-setzen, um dieses Gerüst mit Leben zu er-füllen. Dabei können neue Elemente mit einfließen wie sie weiter unten dargestellt werden, oder die bewährten Therapiestra-tegien bei chronischen Erkrankungen.

DAS „U" DES UNIT-KONZEPTES

Es muß vor allem das ursächlich auslösen-de SEM, die zugrundeliegende „Idee" des Krebses aufgelöst („erlöst") werden, wenn Heilung erreicht werden soll. Um eine Idee zu verwirklichen, braucht es potentielle Energie, die durch einen Impuls hervorge-rufen und durch eine (akzeptierte) Infor-mation in dynamische Energie verwandelt wird. Die potentielle Energie findet sich in der Wechselwirkung von Materie (Reso-nanzboden) und Umgebungsfeld. Das Feld ist für die Strukturerhaltung der Materie verantwortlich; es ist selbst aber nicht die Idee, die hinter den Bildekräften steckt. Der Idee ist die Intelligenz übergeordnet. Diese ist immer das Primäre. Sie ist raum- und zeitlos.

Schematisch sieht das so aus:

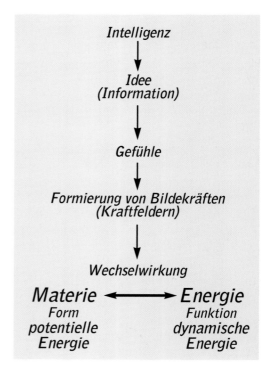

Intelligenz

↓

*Idee
(Information)*

↓

Gefühle

↓

*Formierung von Bildekräften
(Kraftfeldern)*

↓

Wechselwirkung

Materie ←——→ *Energie*

Form | Funktion
potentielle | dynamische
Energie | Energie

Soll nun ein materieller Zustand, z.B. ein Tumor quantenmechanisch verändert oder aufgelöst werden, dann muß primär eine intelligente Überzeugungsarbeit erfolgen, damit von der ursprünglichen Idee losgelassen und die neue akzeptiert werden kann. Die neue Idee muß einen Gewinn darstellen, eine Zunahme der Qualität, sonst fehlt der Sinn und die Attraktivität für die Wandlung (Veränderung).

Nahrungszufuhr bedeutet beispielsweise, daß die Resonanz zu den entsprechenden Feldern verstärkt, also ein Wirkprinzip betont wird. Schon Paracelsus propagierte deshalb, daß die Nahrung unser Heilmittel sein soll. Es wäre allerdings zu materialistisch gedacht, wenn damit nur der stoffliche Nahrungsinhalt gemeint wäre. Durch die Ernährung nehmen wir Photonen auf, Ordnung und außerdem die Idee, die hinter den Bildekräften steckt.

Durch die Wechselwirkungen der Felder untereinander werden primär bestimmte Ideen aktiviert, oder andere unterdrückt. Das Resultat, die Idee also, die sich durchgesetzt hat, zeichnet dann für das entstandene materielle Substrat verantwortlich.

Zu diesem Punkt gehört letztlich auch die Psychoanalyse. Beachtet werden sollte jedoch, daß es sich hier um einen aktiven Lernprozeß handeln muß, weil ansonsten das Problem wiederkehren kann. Loslassen, Vergeben und Verzeihen spiegeln eine dazu notwendige Reife wieder, die erst erlangt werden muß.

Weitere positiv unterstützende Behandlungsformen sind die Urblockadentherapie nach Schneider oder die Psychokinesiologie, das Neurolinguistische Programmieren (NLP) und die Schocktherapie mit dem VEGA-STT.

Gerade dieser Punkt verlangt vom Therapeuten ein sehr sensibles Einfühlungsvermögen, um sein Vorgehen am Verständnis und dem Zumutbaren für den Patienten zu orientieren. Fällt man mit der Tür ins Haus, wird er verstört reagieren und sich weiteren Schritten verschließen.

Nicht nur für den Patienten, auch für manchen Leser wird es fremd erscheinen, zu hören, daß der Patient mit seinen Zellen „reden", daß er sie in Liebe wieder annehmen soll, wie Punker, die sich vom Staat verlassen und deshalb heimatlos fühlen. Es funktioniert jedoch so gut in der Praxis, daß dieses Vorgehen bei der Therapie keinesfalls fehlen sollte.

Die hier anzuwendenden Techniken reichen von Meditation über Kontemplation bis hin zu der Simonton-Methode, Kinesiologie und NLP.

Entscheidend für den Erfolg ist das innere Bewußtsein, die Überzeugung, mit der unser Patient diese Arbeit durchführen kann. Deshalb können leider nicht alle diesen Weg mit Erfolg gehen.

Es sei angemerkt, daß eine umfassende, erfolgreiche Behandlung nur in einem absoluten Vertrauensverhältnis zwischen Arzt und Patient ablaufen kann und von der totalen Bereitschaft des Krebskranken abhängt, sein Leben revolutionär umzugestalten. Der Wille, gesund zu werden reicht bei weitem nicht aus. Es wird hier ausdrücklich auf die umfangreichen Ausführungen im Kap. 2.1.1 Psychoenergetik, sowie Kap. 4.4 Patientenführung verwiesen.

Selbst wenn der erste (aktive !) Schritt, die **Auflösung der SEM** vom Patienten perfekt absolviert wäre, besteht die Gefahr, daß selbst nach dem Auflösen bestimmter SEM die Quantenfeldstrukturen sozusagen als Selbstläufer weiterbestehen können. Wenn das Umgebungsfeld unverändert gleichbleibt, dann wird der Patient wieder in seine alten Muster hineingezogen, wie der ehemalige Raucher durch seine weiterrauchenden Freunde immer wieder animiert werden kann.

PUNKT „N" DES UNIT-KONZEPTES

Parallel zu Punkt „U" muß das bestehende, hochkohärente **Aura-Quantenfeld** neu programmiert werden, was durch die **Quantenfeld-Therapie (QFT)** möglich ist, eine Neuentwicklung, welche eine Sonderform der Biophysikalischen Informations-Therapie darstellt. Dadurch wird auch ganz massiv der erste Schritt unterstützt.

Diese neue Art der Behandlung stellt derzeit die Krönung der BIT dar. Sie ist ausgesprochen intensiv wirksam, wodurch plötzlich starre Frequenzmuster aufgelöst und dadurch die im Aura-Quantenfeld gebundenen starken Energien freigesetzt werden, was zu deutlichen Reaktionen führen kann.

Es handelt sich, wie der Name schon sagt, um eine Feld-Therapie, und zwar des Aura-Quantenfeldes, das die Entsprechung des jeweiligen pathologischen Substrates auf energetischer Ebene darstellt und für die Entstehung und Unterhaltung desselben verantwortlich ist. Seine Energie bezieht es aus dem Umgebungsquantenfeld, was sich auf Grund bestimmter SEM formiert hat.

Die Grundvoraussetzung dafür, daß es im kranken Organismus überhaupt zu einer positiven Veränderung kommen kann, ist die Umprogrammierung des Aura-Quan-

tenfeldes - was nun mit der QFT auf direktem Wege möglich ist - mit möglichst gleichzeitiger Sanierung des Patientenumfeldes (Punkt „I").

Der gewissenhafte Umgang mit dieser Therapiemethode erfordert eine besondere Ausbildung. Das Wissen dazu wird in speziellen Seminaren vermittelt.

PUNKT „I" DES UNIT-KONZEPTES

Ein weiterer Prozeß, der aktiv vom Patienten geleistet werden muß, ist die Umgestaltung seines sozialen Umfeldes mit **Integration in ein neues Umgebungsfeld und Konfliktlösung**, was sehr viel mit Loslassen, Trennung und u.U. auch Verlust zu tun hat. Dazu ist Einsicht und wiederum Reife erforderlich.

Hierher gehört auch die Partner-Therapie, die ebenfalls mit der BIT durchgeführt wird, sowie die Geopathie. Es sollte unverzüglich damit begonnen werden.

Wird dieser 3. Schritt nicht konsequent durchgeführt, besteht die Gefahr eines Rezidivs, da weiterhin negative Energien aus der Umgebung in das Aura-Quantenfeld eingespeist werden und dieses wieder aufbauen können.

PUNKT „T" DES UNIT-KONZEPTES

Für die Therapie der somatischen Krankheitserscheinungen existiert eine Vielzahl an Möglichkeiten. Am Beginn sollte jedoch immer die Stärkung der Konstitution stehen. Danach folgt der Dauerstreßabbau mit der Entlastung der Matrix und Stärkung des Immunsystems. Das Vorgehen richtet sich nach den 4 Punkten der Ganzheitlichen Diagnose (Leitsymptom, Konstitution, Dauerstreßfaktoren, Auslöser).

Mit der Körpertherapie werden im wesentlichen drei Bereiche erfaßt:

❶ Die Konstitution

❷ Die Matrix mit ihren Dauerstreßfaktoren

❸ Das Immunsystem

Eine naturheilkundliche Therapie ist im Gegensatz zur Schulmedizin immer darauf ausgerichtet, die blockierte Stoffwechselregulation des kranken Gewebes zu normalisieren. Dazu gehört auch, daß das angeschlagene Immunsystem, das für die bisher nicht erfolgte Ausheilung einer chronischen Krankheit verantwortlich ist, soweit entlastet oder unterstützt wird, daß es den eingeleiteten Heilungsprozeß zu Ende führen kann. Dies gilt auch für die Krebserkrankung, nur ergeben sich wegen der Frage der Kausalität größere Schwierigkeiten, die oben ausführlich besprochen wurden.

Chronische Erkrankungen verlangten schon immer ein anderes Verständnis und Vorgehen, als akute Prozesse. Aus der gewachsenen Erfahrung über die Jahrzehnte hinweg und im ständigen Umgang mit bioenergetischen Therapieverfahren, hat sich die BIT als die effizienteste Form der Behandlung herauskristallisiert, allerdings - das macht die Sache nicht einfacher - in ihrer ganzen umfangreichen Palette, die es virtuos anzuwenden gilt. Sie kann auch sehr gut mit anderen bewährten Naturheilverfahren kombiniert werden.

Dabei ist ein schematisches Vorgehen sinnvoll, und zwar in der Weise, wie es in nebenstehender Tabelle dargestellt ist.

Aus dieser Auflistung wird eine Auswahl getroffen, wobei auf die individuellen Besonderheiten des Patienten Bezug genom-

BEHANDLUNGSKONZEPT CHRONISCHER ERKRANKUNGEN

- Stoffwechsel-Test und -Therapie (STT)

- Matrix-Regenerations-Therapie (MRT)

- Konstitutionsbehandlung
  - Psycho-Farb-Therapie nach Lüscher-Test
  - Kombinierte Konstitutions-Therapie (KKT)
  - Chakra-Therapie
  - Konstitutionelle Streß-Entlastungs-Therapie (KSET)
  - Psychoenergetische System-Kopplungs-Therapie (PSKT)
  - Grundton-Therapie
  - Edelstein-Therapie
  - Metall-Therapie
  - Homöopathie

- Entlastungs-Therapie (Dauerstreßabbau)
  - Giftausleitung
  - Störfeldbehandlung

- Feld-Wechselwirkungs-Therapie (FWT)

- Auslöser wieder verträglich machen

- adjuvante Therapie
  - Diät
  - Colonhydro-Therapie und Symbioselenkung
  - Sauerstofftherapie (HOT, Ozon)
  - Orthomolekulare Therapie
  - Neuraltherapie
  - Homöopathie

men wird. Welche Art der Behandlung zur Anwendung kommt, ob überwiegend BIT und mit welchen Geräten, oder mit anderen Naturheilverfahren kombiniert wird, richtet sich nach der Ausbildung, dem Können des Therapeuten und seiner Praxisausstattung.

INTERDISZIPLINÄRE ANWENDUNG DER UNIT

Es geht beim Punkt „U" des UNIT-Konzeptes um das Aufspüren und Auflösen der Idee der Erkrankung, die vom Patienten selbst vorgegeben wurde. Dies betrifft zwar in erster Linie den weiten Bereich der Psychoenergetik, ist aber natürlich auch für andere Therapierichtungen von Interesse.

Immer mit dem übergreifenden Gedanken im Hinterkopf von der Synthese ihrer materiellen Erscheinungsform und deren energetischen Ursprungs, lassen sich die Grundprinzipien völlig anderer Therapieformen ebenfalls in diesem Sinne anwenden. Dazu muß natürlich erst einmal umgedacht werden, was sicherlich anfangs Mühe bereitet.

Die neuen Ansätze des UNIT-Konzeptes sind jedoch so real, daß sie umgehend verwirklicht werden können. Dazu gehört beispielsweise die Aufarbeitung des Informationsgehaltes, der in jedem Tumor steckt. Es handelt sich dabei um das Erkennen der Idee des Krebses, welche sich in der Psyche manifestiert hat. Eine große Hilfe dabei ist, daß der Bauplan eines Gewebes immer verschlüsselt mitgeliefert wird. Es ist das Muster, das von der DNS abgerufen wurde. Dieses ließe sich herausarbeiten, wenn diese „digitale", implizite Information „analog" umgewandelt und dadurch explizit würde.

Eine Möglichkeit wäre deshalb, den Tumor zu Brei zu zerreiben und dann zu potenzieren, am besten in Centesimalpotenzen (1 : 99). Danach müßte die wirksame Potenz, oder auch die evtl. notwendige Potenzakkord ausgetestet und anschließend in Resonanz zum Unterbewußtsein gebracht werden. Darin liegt ein wesentlicher Bestandteil der Homöopathie, die selbst mit den Informationen, mit den Ideen, die hinter den Bildekräften stecken, arbeitet. Durch den Potenzierungsvorgang wird dieser implizite Aspekt der Realität zugänglich gemacht.

REVOLUTIONÄRES KONZEPT

Nachdem nun das **UNIT-Konzept** ausführlich erläutert wurde, wobei sich allerdings Details nur in den entsprechenden Seminaren vermitteln lassen, sollen hier die Vorteile und gleichzeitig Merkmale dieses Systems zusammengefaßt werden.

Das UNIT-Konzept

- stellt den höchsten Heilungsanspruch

- verkörpert den derzeitigen Stand der Wissenschaft

- ermöglicht höchste therapeutische Qualität

- ist flexibel und jederzeit erweiterungsfähig

- berücksichtigt voll die kreativen Fähigkeiten des Therapeuten

- ist offen für alle Therapieformen, und nicht an eine gebunden

- ermöglicht eine synergistische interdisziplinäre Zusammenarbeit

- ist einfach erlernbar und stufenweise ausbaufähig

- ist mit ganz einfachen Hilfsmitteln (Geräten) durchführbar

- ist die adäquate Antwort auf die Krankheitsprobleme unserer Zeit

- ist auch für Anfänger sofort zugänglich

- macht die Medizin wieder zur Kunst

Auch wenn wir noch ganz am Anfang stehen, so kann jetzt schon optimistisch in die Zukunft geschaut werden. Dieses Konzept wird sich durchsetzen. Es wäre nur zu wünschen, daß die notwendige Bereitschaft bei den Therapeuten, dieses Konzept zu erlernen und anzuwenden nicht zu lange Zeit in Anspruch nehmen wird, ganz im Sinne unserer Patienten.

Es wird in Zukunft ein Qualitätsmerkmal sein, wenn in den Praxen ausgebildete UNIT-Therapeuten nach dem **UNIT-Konzept** arbeiten. Damit aber die notwendige Qualitätssicherung erfolgen kann, kann die Anwendung nur in speziellen Seminaren erlernt werden, die mit Überprüfung der Befähigung und Zertifizierung beendet werden.

GESINNUNGSWANDEL

Die Krebserkrankung hebt sich von anderen chronischen Krankheiten grundsätzlich dadurch ab, weil es nur in diesem Falle zu einer Verselbständigung körpereigener Zellen kommt, verbunden mit einer Transformation von gut- zu bösartig. Das macht die Behandlung bekanntermaßen schwierig und hat eine paradoxe Situation in der Medizin hervorgerufen: Ärzte mutierten vom Helfer zum Zerstörer.

Als Pendant dazu wird nun hier eine neue Variante vorgestellt, die Wiedereingliederung der abtrünnigen Krebszellen.

4.2.1 Vernichtung versus Wiedereingliederung

Bei der Krebsbehandlung können deshalb in Zukunft zwei Wege beschritten werden:

■ die konventionelle Vernichtung der Krebszellen,

■ der Versuch einer Wiedereingliederung der Krebszellen

Es wäre nun völlig falsch, nur entweder - oder gelten zu lassen. Beide Wege können durchaus miteinander kombiniert werden. Die Nebenwirkungen der konventionellen Behandlung könnten dadurch reduziert, bzw. die Heilungschancen gesteigert werden. Dem sanfteren Weg sollte allerdings der Vorzug gegeben werden, wenn allein damit tatsächlich gute Heilungsaussichten bestehen.

VERNICHTUNGSSTRATEGIE

Auf die ausführliche Darstellung der konventionellen Verfahren, die eine Vernichtung der Tumorzellen bewirken sollen, kann in diesem Buch sicherlich verzichtet werden. Es werden aber einige Bereiche gestreift und die damit zusammenhängenden Probleme erörtert.

Eine antitumoral ausgerichtete Therapie, wie sie die Schulmedizin verfolgt, ist immer nur eine Symptomenbehandlung. Die Operation kann aber in den meisten Fällen als Soforthilfe akzeptiert werden, weil dadurch die Gefährlichkeit dieser Erkrankung drastisch reduziert werden kann.

Eine Operation darf jedoch nicht mit einer Heilung gleichgesetzt werden. Dafür ist allein das Immunsystem zuständig!

Alle therapeutischen Maßnahmen, ganz gleich aus welcher Richtung sie kommen, müssen deshalb immer unter dem Aspekt gesehen werden, ob sie unterstützend oder evtl. schädlich für das Immunsystem sind, ob sie in der Lage sind, die katabole Stoffwechsellage anabolwirksam zu verändern und ob sie letztlich die Lebenskraft stärken oder sogar das Gegenteil bewirken (Chemo). Es ist also immer eine Nutzen-Risiko-Abwägung erforderlich.

Es bestünde rein theoretisch die Möglichkeit, mit Operation, Strahl und Chemo sämtliche Tumorzellen zu vernichten, um dann anschließend die Neuprogrammierung und Neuausrichtung des Organismus vorzunehmen. Das wäre der eine, sehr direkte und scheinbar effiziente Weg. Probleme bereiten allerdings die z.T. verheerenden Nebenwirkungen o.g. Therapien, so daß der Patient u.U. nicht am Tumor, sondern an den Therapiefolgen stirbt. Auch ist inzwischen bewiesen, daß auch die radikalste „Ausrottung" der Tumorzellen mit Hochdosis-Chemo und Radiatio immer noch mindestens 1 Million Tumorzellen übrigläßt, dies allerdings bei einem komplett zerstörten Abwehrsystem. Auch wenn neuerdings Knochenmarkstammzellen reimplantiert werden, ändert das nichts an der schlechten Prognose (nur 2% überleben 10 Jahre !), weil die Tumorzellen des Knochenmarks nicht ausgefiltert, sondern gleich mit reimportiert werden.

In einigen Fällen läßt sich der Einsatz mancher dieser Methoden sicher nicht umgehen. Insbesondere die Operation kann als gute Möglichkeit angesehen werden, die Tumormasse zu verkleinern, was natürlich für die weitere Behandlung sehr gute Voraussetzungen bietet. Laut Statistik bestehen dadurch etwa 50% Heilungschancen.

Aber dies sollte bereits gut geplant und mit entsprechender biologischer, immunstärkender Vorbereitung geschehen.

Eine Operation eröffnet außerdem die Möglichkeit Tumormaterial zu gewinnen, weshalb weitere effiziente Therapieschritte wie die Feld-Wechselwirkungs-Therapie (FWT), oder die Herstellung einer Tumor-Vaccine überhaupt erst möglich werden.

Die Chemotherapie ist schon wesentlich kritischer zu beurteilen. Sie hilft nachweislich tatsächlich nur bei der akuten Leukämie und beim Hodencarcinom. Alle anderen Indikationen sind fraglich, laut Statistik bestehen nur zu 5% (bei der extrem teuren Hochdosis-Chemo nur 2%!) Heilungsaussichten. Im Gegenteil wurden jetzt Untersuchungen bekannt, daß nach 4 bis 5 Jahren dadurch (!) Zweittumoren (oder Rezidive) induziert werden. Zu 100% sicher sind jedoch die z.T. irreversiblen Schäden des Immunsystems.

Die Bestrahlung kann dann befürwortet werden, wenn in fortgeschrittenen Fällen, z.B. Knochenmetastasen starke Schmerzen verursachen und Spontanfrakturen zu befürchten sind. Wird in diesen Fällen ein eng umschriebenes Feld bestrahlt, ergibt sich ein gutes Nutzen-Risiko-Verhältnis. Auf die Gesamtkrebserkrankung des Organismus bezogen sind es aber doch nur etwa 11% Erfolgsrate. Großflächige Bestrahlungen sollten möglichst vermieden werden.

WIEDEREINGLIEDERUNG

Im Folgenden wird die Vorgehensweise bei der Re-Integration der Tumorzellen beschrieben. Es handelt sich dabei um eine Aufzählung von Therapievorschlägen, die in dieser Richtung wirksam sind und in das UNIT-Konzept eingebaut werden sollten als Punkt „T", bzw. „U".

Es wird mit der Aufzählung der verschiedenen Einzelschritte nicht der Anspruch auf Vollständigkeit erhoben, sondern Anregungen gegeben, in welche Richtung weitergedacht werden muß.

Dieses Vorgehen orientiert sich an drei Einzelschritten:

A. Rekonstruktion der gestörten Informations-Ebenen

B. Wiederherstellung der Regelfähigkeit der Krebszelle

C. Re-Integration der Tumorzellen mit Auflösung ihrer „Idee"

A) REKONSTRUKTION DER INFORMATIONSEBENEN

Die Wiederherstellung eines ungestörten Informationsflusses muß von unten nach oben erfolgen (vergl. Kap. 2.1.3), d.h. begonnen wird auf der molekularen Ebene.

Offenbar erfolgte die Umschaltung von Regeneration zu Differenzierung im chronisch entzündeten Gewebe nicht korrekt, so daß Krebszellen entstehen konnten. Dieser Vorgang ließe sich aber nachholen, wenn die Regelfähigkeit der Krebszellen wiederhergestellt würde. Dazu ist Kommunikation auf tiefer Ebene notwendig.

Geeignet dazu ist die **Feld-Wechselwirkungs-Therapie** (FWT, siehe dort), sowie die Behandlung mit der modifizierten Bierhefe nach Schubert (äußerlich und innerlich), Mesenchym-Injektionen in Kombination mit Adrenalin und Wobemugos intratumoral, sowie die Orthomolekulare The-

rapie, wobei offenbar das Coenzym Q 10 eine wichtige Rolle spielt.

Das Meridiansystem wird direkt mit der BIT behandelt, entweder als Punkttherapie, Durchflutung oder Berollung. Die Softlasertherapie, sowie die klassische Akupunktur und die Akupressur sind weitere Möglichkeiten.

Die Ebene des analogen Nervensystems, das auf Gleichstrombasis arbeitet, wird mit der **Gleichstrom-Umpolungs-Therapie** (GUT) durchgeführt. Auch die **Matrix-Regenerations-Therapie** (MRT) enthält eine Komponente, die in diese Richtung wirkt.

Die Galvanotherapie nach Nordenström/ Pekar gehört ebenfalls hierher, sowie Interferenzstrombehandlungen.

Die humorale Ebene und damit auch die Stoffwechselregulation wird direkt beeinflußt mit **Stoffwechseltest und -Therapie** (VEGA-STT), sowie der **Chakra-Therapie** (ETZ) mit Farbe und/oder Edelsteinen. Es gehört auch die Durchflutung der Hypophyse nach Schliephake (Kurzwelle) oder mit Magnetfeldern dazu, ebenso wie die Lokalbehandlung endokriner Drüsen mit Zyklotronresonanz (mit Magnetfeld). Weitere Möglichkeiten sind die Phytotherapie mit hormonwirksamen Substanzen, ebenso die Homöopathie, sowie die Organotherapie mit Extrakten aus den endokrinen Drüsen.

Letztlich ist auch die Substitution von Hormonen in physiologischen Dosen zu erwähnen.

Das hochentwickelte, digitale Nervensystem wird direkt im Bereich des ZNS behandelt, und zwar indem die **Koordination beider Hirnhälften** durch bestimmte Übungen aus der Kinesiologie wiederhergestellt wird.

Um Fehler in der Wahrnehmungsfähigkeit der verschiedenen Sinnesebenen zu beheben, eignet sich die **Psychoenergetische System-Kopplungs-Therapie** (PSKT, siehe dort).

Die psychische Ebene und das Bewußtsein gehören ebenfalls in diesen Bereich, sind aber auch übergreifend zu verstehen.

Es muß also versucht werden, zunächst über eine primitive Zellkommunikation wie sie auf der Evolutionsstufe der Einzeller herrschte, Einfluß auf den Tumorstoffwechsel und damit das Wachstum zu nehmen. Wie bereits oben ausgeführt, gehen wir davon aus, daß die Tumorzelle freiwillig aus dem Zellverbund ausgeschert ist, weil die ehemalige Körperzelle mangels vorhandener Informationsstrukturen nicht mehr in den Informationsfluß eingebunden wurde. Sie mußte sich auf ihre Autonomie zurückbesinnen, um überleben zu können.

B) WIEDERHERSTELLUNG DER REGEL-FÄHIGKEIT DER KREBSZELLE

Wie in Kap. 2.2 ausführlich erläutert, sind es mehrere Faktoren, die eine normale Reizantwort der Krebszellen verhindern. Es gilt nun bei diesem Therapieschritt unterstützend auf die Abläufe in der Zelle einzuwirken und diese Faktoren nach Möglichkeit abzubauen.

Im Vordergrund steht dabei der Energiestoffwechsel, welcher wegen der Dauerdepolarisation nur Gärung und damit ein saures Milieu zuläßt. Die ATP-Synthese muß also über eine Normalisierung der Glykolyse wieder in Gang kommen.

Therapeutisch steht dafür eine breite Palette zur Verfügung. Einige Therapiebeispiele hierzu sind die bereits o.g. **Feld-Wechselwirkungs-Therapie** (FWT), **Stoffwechseltherapie** (STT), **Farbtherapie** via Magnetfeld (ACT), Zyklotronresonanz, die verschiedenen Möglichkeiten der **Sauerstoff- und Ozontherapie** (z.B. HOT), lokale Injektionen, die Galvanotherapie, die Behandlung mit der modifizierten Bierhefe, Gabe von **Redoxmitteln** (z.B. Glutathion, Zink, Selen, Vit. ACE).

C) WIEDEREINGLIEDERUNG UND AUFLÖSUNG DER „IDEE"

Hier kommen wir auf den Punkt „U" des UNIT-Konzeptes zurück. (Die Abschnitte A) und B) gehörten zum Punkt „T").

Was nützt es einer Krebszelle, die sich mit dem Verhalten von Punkern in einem Staat vergleichen läßt, wenn sie nun zwar alle Informationen wieder bekommt und selbst über einen normalen Stoffwechsel verfügt, das Leben aber trotzdem in dieser Form nicht lebenswert erscheint?

Deshalb besteht die unumgängliche Notwendigkeit, neue Ziele, einen neuen Sinn zu finden, also die alte „Idee" der Erkrankung zu verlassen und sich neu zu orientieren. Dieser Therapieteil sollte deshalb sehr engagiert und mit Nachdruck ausgeführt werden, weil sonst keine wirkliche Heilung erzielt werden kann.

4.2.2 Was ist Heilung?

Es ist kaum zu glauben, alle Therapeuten wollen heilen, zumindest dabei helfen, aber fast jeder stellt sich unter dem Begriff Heilung etwas anderes vor.

Das beginnt schon mit dem Therapieziel. Der Operateur sieht seinen Patienten gewöhnlich als geheilt an, wenn er das Symptom wegoperiert hat. Nach Kausalitäten wird nicht gefragt.

Der Orthopäde ist zufrieden, wenn der Hexenschuß-geplagte Patient wieder normal und schmerzfrei laufen kann, und so geht es gerade weiter.

Das Therapieziel der Schulmedizin besteht in Symptomenfreiheit (lineare Kausalität).

Die Naturheilkunde versucht eine Wiederherstellung gestörter Regelkreise zu bewirken mit Normalisierung der Stoffwechselfunktion und setzt auf das Immunsystem mit seinen Selbstheilungskräften. Danach regelt sich vieles von selbst.

Die Psychotherapie analysiert verborgene Krankheitsquellen im Unterbewußtsein und versucht diese aufzulösen, was dann das Therapieende bedeutet.

Können wir in allen drei Bereichen von Heilung sprechen, oder sind wir nicht viel eher noch sehr weit davon entfernt?

Dem hohen Anspruch, den eine Heilung tatsächlich stellt, werden nur wenige Behandlungsarten gerecht. Heilung beinhaltet nicht nur körperliches Wohlbefinden und Symptomenfreiheit. Eine Heilung umfaßt die Dreiheit Körper, Seele, Geist. Da, wie oben ausführlich erläutert, der Geist die Impulse zum Krankwerden über seine negativen Gedanken-Quantenfelder gesetzt hat, muß umgekehrt sich die Heilung am heilen Geist widerspiegeln. Man kann deshalb von Seinszuständen der Heilung sprechen, die

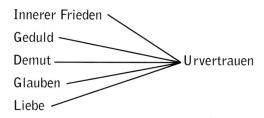

sind.

Daran wird sofort deutlich, daß Heilung tatsächlich mit Weiterentwicklung, mit Reifung einhergeht. Die Krankheit hat deshalb die Aufgabe, und das wird jetzt sehr deutlich, einem Menschen zum Heil zu verhelfen. Dies geht leichter, wenn der Patient sich das bewußt machen kann. Dann sieht er einen Sinn in seinem schweren Leiden und kann aktiv daran arbeiten, mitarbeiten mit dem Therapeuten.

Es wird ihm bei diesem Grundverständnis leichter fallen, allen Ballast abzuwerfen, der ihn daran hindert, nach den kosmischen Gesetzen zu leben. Im gesamten Kosmos finden wir ein göttliches Harmoniestreben.

M.D.Weddells drückt dies so aus:

„Tief im Innern einer jeden Seele liegt ein intensiver Wunsch nach Schönheit verborgen, welche die Vollendung der spirituellen Welt darstellt."

4.3. Therapieschwerpunkte im Überblick

Wegen der inzwischen kaum noch überschaubaren Therapievielfalt wird versucht, durch Zusammenfassung in Behandlungsschwerpunkte das ganze übersichtlich zu gestalten.

Eine Monotherapie bei Krebs ist nicht zu verantworten. Eine mehrgleisige Therapie darf nicht abwertend als Polypragmasie verstanden werden. Bei der Krebserkrankung sind aber fast alle Funktionsbereiche mehr oder weniger in Mitleidenschaft gezogen (es handelt sich um eine Allgemeinerkrankung!), weshalb auf mehreren Ebenen Unterstützung erforderlich ist.

Diese (fettgedruckten) Therapiebereiche sollten deshalb alle zum Einsatz kommen. In welcher Form dies im Einzelfall geschehen kann, dafür werden jeweils rechts davon Beispiele aufgeführt.

Wer dazu in seiner Praxis nicht in der Lage ist, sollte den Patienten über diese weiteren Möglichkeiten aufklären, um evtl. über einen Kollegen diesen Bereich mit einzubeziehen.

Die folgende Zusammenstellung gibt somit eine Übersicht über die verschiedenen Behandlungsmöglichkeiten, welche in das **UNIT-Konzept** eingebaut werden sollten.

4.3.1 Zusammenstellung synergistischer Therapieverfahren

Konstitutionstherapie
- Bipolare Farb-Ton-Therapie (ACT)
- Chakra-Therapie
- PSKT, KSET, KKT (SI-Card)
- Grundton-Therapie
- Edelstein-/Metall-Therapie
- homöopath. Konstitutionsmittel
- Simonton-Entspannung
- Meditation, Autogenes Training, Yoga
- Eurhythmie
- Kinesiologie (versch. Verfahren)
- Neurolinguistisches Programmieren

Stoffwechselkorrektur
- Stoffwechsel-Therapie mit VEGA-STT
- Ernährung (KH-arm, Vollwert)
- Gerson-Diät

Basisentgiftung
- Matrix-Regenerations-Therapie (MRT)
- Colon-Hydrother., Symbioselenk., Gray
- Lymphaktivierung

Abbau von Dauerstreß
- Aufarbeitung von Psychotraumen (SEM)
- Partnertherapie
- Geopathie
- Impfschäden
- Toxinausleitung mit BIT
- Stärkung des Redoxpotentials (Selen, Zink, Vit. ACE, Glutathion)
- Nosodentherapie (Viren, Bakterien)
- Störfeldsanierung (BIT, evtl. chirurgisch)

Stabilisierung der neuro-humoralen Steuerung
- Kurzwellendurchflutung der Hypophyse
- Magnetfeldbehandl. Hypophyse, NN u.a.
- Stoffwechseltherapie mit STT
- Chakra-Therapie
- Organpräparate der endokr. Drüsen
- Phytotherapeutika
- evtl. Hormonsubstit. (physiolog. Dosen)
- Akupunktur d. endokrinen Punkte mit BIT, Soft-Laser oder klassisch

Verbesserung des Energiehaushaltes
- vegetat. Rhythmusther. (ATP-Synthese)
- cAMP-Ampullen s.c.
- Farbtherapie (rote Anteile, Infrarot)

- Tontherapie (Intervalle, z.B. Quinte)
- Stoffwechseltherapie

Immunmodulation

- Thymustherapie + Milzpeptide
- Immunfaktoren (GM-CSF, G-CSF, IL-3)
- LAK-Therapie
- ASI (Impfung mit Tu-Antigenen)
- MAK 17-1 A (Panorex) bei kolorekt. Ca
- Faktor AF 2 (Leber-Milz-Extrakt)
- Phytotherapie (Phytolacca, Mistel u.a.)
- BCG-Instillation bei Blasen-TU

Umschaltung des Grundsystems

- Mesenchym-Organotherapie
- Fiebertherapie mit Pyrogenium/Interleukin (Entzündung aktivieren)
- Gleichfeld-Umpolungs-Therapie (GUT)
- Hyperthermie
- Therapie m. Sauerstoffrad. (HOT, Ozon)
- Neuraltherapie

Orthomolekulare Therapie

- Mineralien, Vitamine (Vit. A - 1,5 Mio I.E.!),
- Enzyme (Wobemogus-Klistiere)
- Omega-3 Öle

Modulation der Tumorzellen

- Feld-Wechselwirkungs-Therapie (FWT)
- Zyklotronresonanz
- destruktive Interferenz (BIT)
- Galvanotherapie (Nordenström/Pekar)
- lokale Injektion gesunder Mesenchymzellen+Adren.+Wobemugos
- lokale Injektion von Hyaluronidase
- mod. Bierhefe lokal und systemisch

Bei allen Anwendungen sollte jedoch die Arndt-Schultz'sche Regel beachtet werden:

Schwache Reize fachen die Lebenskraft an, mittlere stärken sie, starke hemmen sie, stärkste zerstören sie.

Die Biophysikalische Informations-Therapie bietet ein weites Anwendungsfeld, von der Konstitutionsstärkung bis hin zum Abbau der Dauerstreßfaktoren, angefangen von Toxinbelastungen, über Impfschäden bis zur Störfeldbehandlung.

Die Energielage des Patienten muß jedoch zuerst verbessert werden, bevor solche Behandlungen mit Erfolg durchgeführt werden können.

Dies geschieht über gezielte Farb-Ton-Therapie im Rahmen der Konstitutionsbehandlung. Die Farbfrequenzen, die dazu nötig sind, werden über die „Erweiterte 5-Elementen-Lehre" ermittelt (vergl. „Biophysikalische Informations-Therapie", B. Köhler, G. Fischer-Verlag).

Drei besondere Schritte in diesem Schema stellen die Matrix-Regenerations-Therapie (MRT), die Feld-Wechselwirkungs-Therapie (FWT), sowie die Psychoenergetische System-Kopplungs-Therapie (PSKT) dar, die hier gesondert und ausführlich vorgestellt werden:

4.3.2 Die Matrix-Regenerations-Therapie (VEGA-MRT)

Der Mensch ist ebenso wie alles Animalische auf diesem Planeten seit Jahrmillionen darauf eingerichtet, Fremdstoffe aus der Natur aufzunehmen, diese zu zerlegen, um entweder körpereigene Bausteinen herzustellen, oder daraus Energie zu gewinnen. Das ist Aufgabe des Stoffwechsels.

Da fremde Stoffe selten vollständig verwertet werden können, bleiben mehr oder weniger viele Rückstände als Schlacken übrig. Dafür hat der Organismus gewöhnlich vorgesorgt, indem er diese via Galle in den Darm ausscheidet. Die Ausscheidungskapazität des Organismus erreicht jedoch sehr schnell seine Grenze, wenn zu viele schlackenintensive Nahrung wie z.B. tierische Produkte aufgenommen werden. Aber auch für diese Zustände ist vorgesorgt. Der Organismus bedient sich in solchen Fällen seiner Speicher (Fett oder Bindegewebe) und lagert dort zwischen.

Dies sollte üblicherweise nur eine vorübergehende Lösung sein und war auch kein Problem, da in den Anfängen des Menschseins ohnehin Hunger und Sichsattessen abwechselten. Erst später, durch die immer besser werdende Nahrungsversorgung über soziale Systeme, tat sich ein Problem auf. Die Speicher wurden nicht mehr entleert.

Die soziale und kulturelle Entwicklung hielt jedoch Schritt und führte schon in der Frühzeit religiöse Fastenperioden ein, die für eine regelmäßige Entschlackung sorgten.

INDIVIDUELLE AUSSCHEIDUNG

Nun gab es aber schon immer individuelle Besonderheiten. So unterscheiden sich sog. gute Ausscheider von schlechten dadurch, daß bei den schlechten Ausscheidern häufiger Krankheiten auftreten können, die durch die Verschlackung des Gewebes entstehen wie z.B. Rheuma oder Gicht. Deshalb wurden bei der Entwicklung der medizinischen Heilkunst sehr früh schon Methoden praktiziert, die „die schlechten Säf-

te" des Organismus wieder in Ordnung bringen sollten. Zu diesen sogen. Ausleitverfahren gehörten neben der Diät Aderlässe, Blutegel, Abführmaßnahmen, Schröpfen, Schwitzen u.a.

Erst in der Neuzeit konnten wissenschaftliche Forschungen die pathophysiologischen Zusammenhänge aufdecken. Dazu gehören in erster Linie die Arbeiten über das Grundsystem, die von Pischinger begonnen wurden und bis heute mit immer bedeutsameren Erkenntnissen (z.B. von H.Heine) fortgesetzt werden.

Das Grundsystem, die Matrix stellt sich uns heute als eigenständiges Organsystem dar, das als Versorgungs-, Schutz- und Entsorgungssystem der hochspezialisierten Organzellen fungiert. Sämtliche Krankheiten und insbesondere die „modernen" unserer Zeit lassen sich auf Funktionsstörungen dieses Systems zurückführen.

Welche Faktoren sind nun für die normale Funktion der Matrix im einzelnen wichtig?

❶ Die Transitstrecke sollte nicht verschlackt (u.a. d. Toxine)

❷ die Ladungsverteilung einheitlich (Ordnungsgrad)

❸ der Mineralhaushalt ausgeglichen (insbes. K, Na, Ca, Mg)

❹ der Hormonhaushalt adaptiert (Stoffwechsellage)

❺ die Energie ausreichend (Zellpotential, ATP-Synthese)

❻ der Informationsfluß ungestört (Blockaden)

❼ die Substratzufuhr ausgewogen (Säure-Basen-Haushalt)

❽ die Blutversorgung angepaßt

(Kapillarbett, O_2-Versorg.)

❾ das Abwehrsystem intakt (Qualität der Immunleistung)

❿ der Lymphabfluß nicht behindert sein.

Zehn Faktoren also, die sich gegenseitig bedingen, und jeder für sich ist unverzichtbar. Die chronische Krankheit ist deshalb immer multikausal und vielschichtig in ihren Auswirkungen. Viele Symptome können von der gleichen funktionsgestörten Matrix ausgehen.

UMWELTBELASTUNGEN

Zu den ohnehin ständig anfallenden Schlacken sind nun aber als „Segen" unserer Zeit zusätzliche Belastungen durch Schwermetalle, Herbizide und Pestizide, sowie Rückstände von Chemikalien gekommen, die sich vorwiegend ebenfalls im Grundsystem ablagern.

Die Reinigung von diesen z.T. hochtoxischen Substanzen gelingt dem Organismus aber nicht ohne weiteres, da die körpereigenen Enzymsysteme nicht für diese Gifte geschaffen sind. Die Enzym-Muster unseres Körpers sind durch die Evolution entstanden und an die Umgebungsverhältnisse angepaßt, die früher konstant bestanden haben. In sehr kurzer Zeit war unsere chemische Industrie aber in der Lage mehr als 12 Millionen Umweltgifte zu produzieren, die vom Organismus nicht mehr abgebaut, sondern nur noch eingelagert werden können.

Es existieren auch solche Gifte, die kumulative Eigenschaften haben, wie z.B. Dioxin, was bei jeder Verbrennung von Kunststoff entsteht. Es kann nicht auf normale Weise eliminiert, sondern nur energetisch neutralisiert werden, was mit der BIT gelingt.

Die durch Schlacken und Gifte bedingte Funktionsbeeinträchtigung des Grundsystems, die von leichter Belastung bis hin zur völligen Blockade reichen kann, schafft die organischen Grundlagen für schwere chronische Krankheiten bis hin zum Krebs.

Der Ansatz zur Behandlung dieser immer mehr zunehmenden schweren Leiden kann nicht in einer Wiederherstellung der normalen Organfunktion bestehen, ohne in erster Linie die Funktion der Matrix wieder in Gang zu setzen. Dies gilt für alle chronischen Erkrankungen von Rheuma bis MS, von Arthrose bis zur Herzinsuffizienz, von der Allergie bis zum Krebs. D.h. der Therapeut ist aufgerufen, jeden chronisch kranken Patienten zunächst gründlich zu entgiften und die Funktion der Matrix wieder herzustellen.

ABER WIE IST DAS ZU SCHAFFEN?

Aschner ist es zu verdanken, daß die altbewährten Ausleitverfahren des Mittelalters wieder ins Gedächtnis gerufen wurden. Diese hat er in seinem Buch umfassend dargestellt. Diese Methoden sind erprobt und funktionieren auch. Das Problem ist nur, daß die Erwartungen des „aufgeklärten" Zeitgenossen als Patient ganz anders liegen und beispielsweise das Anlegen von Blutegeln nur von wenigen toleriert würde.

Aus diesem Grunde wurde ein kombiniertes Therapieverfahren entwickelt, das mit den modernen Möglichkeiten unserer Zeit arbeitet und sich in jede Praxis oder Klinik integrieren läßt. Es ist leicht erlernbar und wird voll delegiert, d.h. von der Helferin durchgeführt.

Die Matrix-Regenerations-Therapie (MRT) ist eine Kombination aus

1. petechialer Saugmassage, einer modernen Form des Schröpfens

2. Gleichstrombehandlung

3. Biophysikalische Informations-Therapie (hier als sog. Subtraktions-Neutralisations-Therapie SNT).

Von den o.g. 10 Punkten, die für das normale Funktionieren der Matrix wichtig sind, werden in einer Sitzung 7 gezielt angegangen. Entsprechend gut sind die Therapieerfolge.

SYNERGISTISCHE WIRKUNGEN

Das Wirkprinzip beruht darauf, daß durch den Unterdruck wie beim Schröpfen Schlacken und Gifte auf mechanische Weise im Gewebe gelöst und über die Lymphkapillaren abgeleitet werden. Der gleichzeitig wirksame Gleichstrom führt zu einer Umpolung des Gewebes, bzw. zum Ladungsausgleich, der für eine geordnete Repolarisation der Zellen Voraussetzung ist.

Da Materie immer zwei Aspekte aufweist, den stofflichen und den energetischen, dürfen Schlacken oder Toxine nicht nur stofflich betrachtet werden. Sie wirken nämlich in dem komplexen schwingenden System unseres Körpers wie Störsender, die den Informationsfluß und Informationsaustausch erheblich stören können. Dies führt u.a. auch zu einer Irritation des neuronalen Systems, das mit dem Hormonsystem eng gekoppelt ist. Neben Hormonstörungen können deshalb auch Steuerungsprobleme des Vegetativums, ausgehend von der Hypophyse, auftreten. Es kommt dadurch zu chaotischen Regulationen, die oftmals die

Grundlage für Allergien schaffen. Nicht ohne Grund erfährt diese Seuche unserer Zeit eine immer weitere Verbreitung.

Durch die BIT des MRT-Gerätes werden die pathologischen Frequenzen der Toxine neutralisiert und auf diese Weise auch das oscillierende System entlastet. Damit ist dem stofflichen und dem energetischen Aspekt voll Genüge getan. Die drei genau aufeinander abgestimmten Komponenten sind auch der Grund für die hohe Wirksamkeit dieses modernen Entgiftungs- und Regenerationsverfahrens der Matrix.

PRAKTISCHE DURCHFÜHRUNG

Bei der Behandlung liegt der Patient entspannt auf dem Bauch. Er wird mit 4 Klammer-Elektroden an Händen und Füßen angeschlossen. Unter dem Bauch liegt zusätzlich die Gegenelektrode für den Gleichstrom. In den nächsten 20 Minuten wird erst die rechte, dann die linke Seite langsam mit dem Therapiekopf bearbeitet. Dieser besteht aus der Saugsonde und zwei Rollen, die über die Haut gleiten. Am Schluß wird noch die Wirbelsäule längs behandelt. Dies ist die Basistherapie, die je nach Indikation auch auf andere Körperbereiche ausgedehnt werden kann, z.B. den Bauch, große Gelenke, die Oberschenkel usw.

Die Behandlungen erfolgen üblicherweise im Wochenabstand, meist als Serien von 6x. In sehr schweren Fällen wird die Therapie in größeren Abständen auch länger fortgesetzt.

Die Patienten empfinden die Behandlung gewöhnlich als sehr wohltuend und entspannend, wenn auch das Absaugen mit Schmerzen verbunden sein kann. Die Saugstärke kann jedoch individuell eingestellt werden. Bei kleinen Kindern wird am Anfang auch ohne Saugen behandelt, d.h. nur mit BIT und Gleichstrom. Erst nach und nach wird die Behandlung intensiviert. Dies gilt auch für sehr empfindliche Patienten.

AUSWIRKUNGEN

Das Gewebe im Behandlungsgebiet kräftigt und festigt sich mit jeder Therapie; auch läßt die Schmerzempfindlichkeit deutlich nach. Weiterhin läßt sich als Zeichen der fortschreitenden Regeneration des Gewebes ein sehr rasches Abklingen der roten Behandlungsstreifen verfolgen, die am Anfang sogar blutig unterlaufen sein können (Petechien) und tagelang zu sehen sind. Die Kräftigung des Bindegewebes zeigt auch Fernwirkungen, da sich regelmäßig auch Venenprobleme (Varicosis mit Stauungsbeschwerden) unter der Behandlung bessern, obwohl in diesem Bereich bewußt nicht therapiert wurde.

Durch die Lockerung der Rückenmuskulatur werden durch jede Therapiesitzung immer auch Verspannungsschmerzen beseitigt, weshalb der akute Lumbago bzw. die Ischialgie sehr dankbare Indikationen für die Akutbehandlung sind, ebenso wie Spannungskopfschmerzen. Der Patient kommt herein und geht nach kurzer Zeit schmerzfrei ohne Medikamente oder Spritze wieder nach Hause!

Bei chronisch kranken Patienten läßt sich oftmals beobachten, daß durch die Behandlung alte Beschwerden wieder auftauchen, die manchmal sehr lange zurückliegen können. Dieser „Zwiebelschaleneffekt", dieses Zurückdrehen der biologischen Uhr und das nochmalige Auseinan-

dersetzen des Organismus mit chronischen Belastungen, ist das sichere Zeichen für eine natürliche Heilung.

Dieser Effekt wird bei den unterschiedlichsten Krankheitsbildern beobachtet und hängt in erster Linie von der Konstitution ab. Das bedeutet also, daß in vielen Fällen allein die Matrix-Regenerations-Therapie die Heilreaktion einleitet, daß also viele chronische Krankheiten „so nebenbei" durch die Anwendung dieser Methode ausheilen können.

Das ist auch der Grund, warum diese Behandlungsform aus den Praxen, die damit erfolgreich arbeiten, nicht mehr wegzudenken ist.

Aber selbst wenn diese Behandlung allein nicht ausreicht wie z.B. beim Krebs, lassen sich alle sonstigen naturheilkundlichen Therapien im Anschluß wesentlich effektiver einsetzen. Angefangen bei der Chirotherapie, die bei dem gelockerten Rücken mit größter Leichtigkeit funktioniert, bis hin zu Störfeldbehandlungen, Neuraltherapie und selbst Homöopathie, die in einem gereinigten Terrain wesentlich besser greifen kann.

Der Organismus wird durch die MRT richtiggehend aufgeschlossen. Die Regulationsfähigkeit wird wesentlich verbessert, Blokkaden gelöst, der Stoffwechsel aktiviert, das Lymphsystem aktiviert und das Immunsystem stimuliert.

Ein besonderer Effekt entsteht durch die Auflösung der Bindegewebs-Gelosen, die nach H.Heine auf Grund einer gestörten Kollagenproduktion vom Typ A-1 zustande kommen. Es handelt sich dabei um Psycho-Muster, d.h. „seelische Narben", die wegen der chronisch katabolen Stoffwechselbelastung (Psychodauerstreß) entstanden sind. Werden diese gebundenen Energien durch die MRT freigesetzt, geht der Effekt tief in die Psyche hinein.

All diese positiven Wirkungen geschehen gleichzeitig bei jeder Behandlung. Dies kann kein anderes Behandlungsverfahren leisten. Dabei ist die Behandlung leicht und ohne großen Aufwand durchführbar. Das macht sie zu einem segensreichen Therapieinstrument unserer Zeit.

4.3.3 Die Feld-Wechselwirkungs-Therapie (FWT) im Rahmen der Krebsbehandlung

Wirkprinzip:

Organampullen werden als Träger der Therapiefrequenzen benutzt. Durch deren Affinität reichern sie sich im Tumorgebiet an. Durch die Selbstverstärkung über Interferenz werden sowohl die physiologischen, als auch die tumorneutralisierenden Schwingungen verstärkt.

Arbeitsschema:

1. Tumormaterial in Eingangsbecher (ersatzweise Tu-Frequenz)
   Ausgangsbecher 1 Amp. Regeneresen des Tumorgebietes (o.ä.)
   Einst: invers, einmal. Abspeicherung, 3 Min. od. Di, alle Frequ., Dauer
   wenn möglich: STT (katabol) mitlaufen lassen
   Ampulle 20x in liegender 8 schütteln, dann i.m. spritzen
   Beginn freitags

2. Ab 3.Tag (bis 6.Tag):
   1 Amp. Regeneresen in Harmoniewabe + KKT-Tropfen

Tumormaterial in Eingangsbecher
Einst: invers, einmal. Abspeicher., od. Di, alle Frequ., Zeit testen
wenn möglich: STT (katabol) mitlaufen lassen
Ausgangselektroden auf Tumorbezirk
Variante: Auf SI-Card speichern und dort aufkleben

Therapie ab 3.Tag täglich durchführen bis 6.Tag. Ab 7.Tag wiederholen.

Ideale Kombination:

Matrix-Regenerations-Therapie am gleichen Tag wie Schritt 1. Diese löst eine Alarmreaktion mit Schockphase aus.

Durch Behandlung ab 3.Tag (Gegenschockphase) wird voll in der katabolen Stoffwechsellage mit der richtigen Polarität (anabol wirksam, evtl. durch STT unterstützt) gearbeitet.

Lokal kann mit Indigo behandelt werden (Audiocolor).

4.3.4 Die Psychoenergetische System-Kopplungs-Therapie (PSKT)

Bei der PSKT geschieht mehr, als nur das Koppeln verschiedener Bereiche. Das Grundmerkmal besteht in erwünschten Interferenzen gleichen Informationsgehaltes auf verschiedenen Ebenen (Sinnes- und Kommunikationsebenen), sowie die Möglichkeit der sinnvollen Umsetzung (Lerneffekt) der Therapieinformationen.

Das bezieht sich sowohl auf die somatischen Störungen, als auch auf das psychische Korrelat. Das heißt der psychoenergetische Aspekt einer Erkrankung wird voll integriert.

Die PSKT gliedert sich deshalb in vier Teile:

❶ somatische Störung (faßbares pathologisches Potential)

❷ psychische Entsprechung (emotionaler Streß)

❸ hormonelles Streßmuster (nachweisbare Fehlreaktion)

❹ Lernbehinderung

Auf jeder dieser Ebenen werden verschiedene Informationsquellen benutzt, die aber qualitativ die gleiche Aussage haben. Durch Kopplung der verschiedenen Signale erfolgt über die konstruktive Interferenz eine Selbstverstärkung.

Auf der somatischen Ebene verwenden wir folgende Eingangsinformationen:

Leitsymptom

dekompensiertes Störfeld oder KSP

zugehörigen Meridian (Terminalpunkt)

und auf der emotionalen Streßebene

G 13 und Schultermitte der streßinduzierenden Seite

Auf der psychischen Ebene erhalten wir das Frequenzmuster der vorliegenden Dauerbelastung dort, wo es sich immer niederschlägt, nämlich am Nacken. Dazu wird eine Elektrode auf den Punkt G 13 (liegt genau in der Mitte zwischen 6. und 7. Halswirbel) gesetzt, die zweite auf die Mitte der Schulter, genau dort, wo es bei Palpation weh tut.

Wir kombinieren diese Information mit dem Streßmuster der Lernbehinderung. Dazu dreht der Patient seinen Kopf auf die Seite, welche schwach getestet hat. Dies gibt die Seite vor (d.h. diese Schulter ist

der zweite Eingang), während der Patient unter dem Streß seines Leitsymptoms steht, indem er eine Hand daraufhält und sich dabei voll auf seine psychischen Probleme konzentriert und möglichst versucht, die Zeitebene einzuschalten (zu welchem Zeitpunkt alles begann).

Eine breite flexible Elektrode von der Halsmitte zu dieser Schulter wäre die Alternative.

Alle Signale spiegeln damit die Folge der zugrundeliegenden krankheitsfördernden fixierten Stoffwechsellage wieder.

Sie werden über verschiedene Eingangselektroden gleichzeitig miteinander abgespeichert (entweder im Gerät, oder auf NaCl-Ampulle).

Die hormonelle Fehlsteuerung und damit die Dauerbelastung des Stoffwechsels wird direkt durch die Ausscheidung im Urin erfaßt (stofflich), sowie über das STT (am Leitsymptom). Das vorliegende individuelle Streßmuster spiegelt gleichzeitig das Angstpotential wieder, das ein Hauptfaktor bei der Krankheitsentstehung und -unterhaltung ist (siehe oben), da die Streßhormone im Urin auftauchen.

Auch hier wird wieder mit der Lernbehinderung kombiniert.

Folgendes Procedere ist notwendig: Der Patient entleert in der Praxis vollständig seine Blase. Dann bekommt er 1/2 Liter Volvic zu trinken (oder Rück-Osmose-Wasser). In den nächsten 10 Minuten konzentriert er sich intensiv auf alle ihm bekannten psychischen Probleme, die für die Krankheitsentstehung verantwortlich sind, insbesondere seine individuellen angstauslösenden Faktoren (der Gegenwart, oder

der Vergangenheit, möglichst mit Datum versehen. Diese hat er stichpunktartig vorher aufgeschrieben.) Er betrachtet dabei seine Notizen, indem er sie ständig auf jene Seite hält, wo er Streß beim „Anschalten" entwickelt. Der in 10 Minuten produzierte Urin enthält das Hormonmuster, das auf humoraler Ebene seiner Erkrankung entspricht.

Die auf die beschriebene Weise erhaltenen vier Informationen repräsentieren auf verschiedenen Ebenen ein exaktes Abbild der vorliegenden Erkrankung. Der Zugang zu diesen Informationen stellt für uns den Schlüssel dar, um tiefgreifende Heilungsprozesse in Gang zu setzen.

Die Behandlung besteht wiederum aus mehreren Einzelfaktoren. Die erhaltenen Informationen müssen sinnvoll miteinander verknüpft werden, immer in der Annahme, daß Informationslücken vorliegen, die über die Therapie geschlossen werden sollen.

Das abgespeicherte Kombi-Signal (im Gerät oder auf eine Ampulle mit physiologischer Kochsalzlösung) des pathologischen Substrates (Tumor, Entzündung etc.), das wir nach o.g. Vorgabe erhalten haben, sowie das Schwingungsmuster des emotionalen Stresses, wird zusammen mit dem Uringefäß, das die hormonelle Streßinformation enthält, in den Eingangsbecher gegeben und invertiert.

Das auf diese Weise kombinierte und invertierte Therapiesignal wird mehrfach zum Patienten zurückgeleitet:

auf beide Stirnhöcker
auf die Punkte Ni 27 beidseits
(Sternoclaviculargelenk)

zum zugehörigen Chakra
zum Meisterpunkt
zum Gesamtorganismus (Fußelektroden)

fakultativ:

zum Meridian
zum Störfeld
zum Thymus

Zusätzlich wird die ausgetestete Stoffwechseleinstellung mit dem STT auf das Leitsymptom gegeben.

Der Patient hält wie gewohnt dabei eine Hand auf seinen Problembereich, zusammen mit der Therapieelektrode des STT.

Er sollte sich dabei (in Abweichung von bisherigen Empfehlungen) entspannen und versuchen, seine Probleme loszulassen! Dazu nimmt er bewußt eine gerade Haltung ein, drückt mit der Zunge an den vorderen Gaumen, versucht sich zu zentrieren in das „Hier und Jetzt", visualisiert einen großen starken Baum, versucht eins zu werden mit ihm und lächelt dabei.

Nichts von allem soll er angestrengt tun, alles locker. Wenn ihm etwas davon nicht gelingt, soll er es lassen.

Vorher erfolgt eine abgekürzte Grundtherapie (5 Minuten), endogen oder exogen (z.B. ACT „Allgemeine Harmonisierung").

Die Therapiezeit für die PSKT beträgt 7 - 12 Minuten (testen!). Behandelt wird üblicherweise einmal pro Woche.

KREATIVITÄT

Eines ist sicher - echte Heilungen lassen sich nicht mit einer Monotherapie erzielen. Die Kunst besteht deshalb in der Auswahl synergistischer Einzelschritte, die miteinander kombiniert und so in das UNIT-Konzept eingebunden werden können.

Der ideale Weg ist immer der, welcher am wenigsten traumatisiert. Wenn es also gelingt, direkt an der Ursache anzusetzen, besteht die reale Chance, daß sich die Geschwulst wie bei einer Spontanheilung zurückbildet. Eigentlich sollte das gar nicht so schwierig sein. Dazu muß man aber das Prinzip verstehen, um die einzelnen Schritte nachvollziehen zu können. Hier ist vor allem Kreativität des Therapeuten gefragt, da es sich um ein offenes Behandlungssystem handelt, das mit den jeweils zur Verfügung stehenden Möglichkeiten ausgefüllt werden muß.

Das Behandlungskonzept ist das eine, die Mitarbeit des Patienten das andere. Die Ernährungsumstellung auf eine kohlenhydratreduzierte Kost (fördert die anabole Gegenregulation), sowie gesteigerte sportliche Betätigung sind „Hausaufgaben", die aktiv erbracht werden müssen.

4.3.5 Ernährungsrichtlinien bei kataboler Stoffwechsellage

Die Zusammenhänge von Krebs und kataboler Stoffwechsellage, sowie einer davon abzuleitenden Ernährung wurden von J.Schole im Rahmen seiner Dreikomponenten-Lehre aufgedeckt. Die im Folgenden vorgestellte Diät ist eine der wenigen, die sowohl wissenschaftlich exakt begründet, als auch experimentell abgesichert ist. Auch wenn diese Form der Ernährung mit mancher Vorstellung kollidiert, so zeigt sie doch gerade in der Praxis, daß sie wirklich funktioniert.

Bei kachektischen Patienten empfiehlt sich jedoch dringend, die strenge Phase der Diät

durch Fettinfusionen zu unterstützen. Das Cholesterin kann hier auch noch seinen zellwandabdichtenden Effekt ausspielen und der Patient nimmt nicht noch weiter ab.

Die folgende Diätanleitung wird mit dem Patienten ausführlich besprochen (und begründet !) und ihm zusätzlich schriftlich ausgehändigt.

ERNÄHRUNGSRICHTLINIEN ZUR UNTERSTÜTZUNG DER BEHANDLUNG

Die Ernährung sollte vollwertig sein und zu zwei Dritteln aus Frischkost bestehen, d.h. Salate, Obst und Gemüse. Das bedeutet aber nicht nur als Rohkost, sondern natürlich auch in gedünsteter Form.

Obstsäfte sollten nur bei eigener frischer Pressung getrunken werden. Sonst ist ein mineralarmes Wasser wie z.B. „Volvic" oder „Haderheck" zu empfehlen. Tee als Früchtetee oder medizinischer Tee ist auch möglich. Gemieden werden sollte schwarzer Tee oder Kaffee. Auch sollte keine Kuhmilch getrunken werden. Dafür wäre aber Schafs-, Ziegen- oder auch Stutenmilch durchaus empfehlenswert.

Alkohol in Maßen ist erlaubt.

Weiterhin sollten milchsauer vergorene Produkte wie Bio-Joghurt, Kefir, Molke, Buttermilch regelmäßig eingenommen werden, wozu auch milchsauer vergorenes Gemüse, z.B. Rote Beete, Sauerkraut o.a. gehört. Sehr empfehlenswert ist der regelmäßige Genuß von „Kanne-

Brottrunk". Es kann auch Quark und Käse gegessen werden, allerdings nicht in zu großen Mengen. Bevorzugt werden sollte dabei eher Schafs- oder Ziegenkäse.

Eier sind prinzipiell erlaubt, allerdings nicht gerade täglich.

Frischer oder tiefgefrorener Atlantikfisch ist bis zu zweimal pro Woche empfehlenswert. Ein gutes Fleisch vom Rind, Kalb, Lamm oder Geflügel kann ebenfalls zweimal pro Woche gegessen werden. Es sollte aber die Herkunft bekannt sein. Schweinefleisch sollte gemieden werden.

Wurst und Schinken können gegessen werden, möglichst aber vom Rind oder Geflügel.

Nüsse in nicht allzu großen Mengen sind erlaubt.

Alle diese Ernährungsvorschläge dienen nur einem Zweck: Den Stoffwechsel des Körpers in seiner festgefahrenen katabolen Situation umzustimmen und in normale Geleise zu bringen.

Dazu ist es aber unbedingt erforderlich, 6 Wochen lang sehr streng die folgenden Kohlenhydrate zu meiden. Danach können sie eingeschränkt wieder gegessen werden. Dazu zählen in erster Linie Kartoffeln, aber auch Karotten, Zucker in jeder Form, Getreide in jeder Form, d.h. Brot, Teigwaren, außerdem Reis und Mais.

Diese Produkte sind also 6 Wochen lang strikt zu meiden, sonst stellt sich der Stoffwechsel nicht um.

4.3.6 Medikamentöse Behandlung

In der Krebstherapie gibt es sog. Standardmedikamente, deren Wirkung gesichert ist und die bei keiner Therapie fehlen sollten. Dazu gehören Thymusinjektionen (z.B. THX und PPX) in Verbindung mit Milzdialysaten (z.B. Solcosplen, Prosplen, Polyerga), Wobemugos Klistiere (bis zu 3x3 Tabletten täglich !), oder später als Dragees, Medikamente zur Stärkung des Redoxpotentials (Selen, Zink, Vit. A,C,E, Glutathion), Leberentgiftungsmittel (z.B. Polilevo), Präparate für die Darmsanierung (Pascoe, Sanum u.a.),

Auch lokale Verabreichungen können durchgeführt werden, z.B. mit Organotherapeutika (z.B. Mesenchym + Adrenalin + Wobemugos), oder auch Mistel (z.B. intrapleural bei Karzinose).

Weiterhin können Infusionen durchgeführt werden mit Magnesium (hochdosiert), Mistel (Vysorel hochdosiert), Vit.C hochdosiert, Fettinfusionen (in Verbindung mit kohlenhydratreduzierter Kost).

Die Misteltherapie hat ihren festen Stellenwert für die Intervallbehandlung gefunden (außer Infusionen). Beachtet werden sollte allerdings, daß sie nicht bei der Intensivbehandlung angebracht ist, vor allem nicht in der Kombination mit Thymus verabreicht werden sollte. Es kann sonst zur Überreizung des Systems kommen.

Darüber hinaus existieren weitere interessante Mittel, deren Einsatz sich durchaus lohnen kann. Gut beraten sind alle jene Therapeuten, die den Medikamenten-Test beherrschen und damit eine Auswahl treffen können. Im Folgenden werden einige ausgefallene Mittel vorgestellt, deren Einsatz im Einzelfall geprüft werden kann.

Modifizierte Bierhefe nach Schubert et al.

Aus einer 40jährigen Forschungsarbeit über die Atmungskette und die Energiebereitstellung der Zellen, ist dieses Produkt hervorgegangen, das innerlich und äußerlich (nach den Angaben des Herstellers) angewandt wird. Es wirkt unterstützend, den Stoffwechsel der Krebszellen wieder in eine normale Glykolyse zu überführen.

Melatonin, das Hormon der Zirbeldrüse

- hemmt die Ausschüttung bestimmter Hormone
- hemmt die Freisetzung von Dopamin, dadurch
- ungehinderte Freisetzung von Prolaktin

In der Folge kann es zu Depressionen kommen, wenn es am Tage wegen Lichtmangel freigesetzt wird. Weißes Licht mit ausreichend hoher Lux-Zahl mindert oder stoppt die Ausschüttung (ca.20.000 Lux). Farben wirken unterschiedlich.

Üblicherweise gibt es Tabletten von 3mg Stärke. Davon werden abends 1-2 eingenommen. Es können auch mehr sein. Kriterium ist, daß der Patient damit tief und fest schlafen kann.

Weihrauch (H-15)

- hemmt die Freisetzung von Leukotrienen

Es hat sich bei bestimmten Tumoren und auch zur Behandlung von Metastasen gut bewährt. Sicherlich ist es kein Allheilmittel, aber es kann nebenwirkungsfrei zur adjuvanten Therapie eingesetzt werden. Dosierung bis 3x3 Kps.

Citramesia (Grapefruitsamenextrakt)

Insbesondere bei chronischen eitrigen Entzündungsherden, die das Immunsystem zusätzlich belasten, kann dieses antibiotisch, fungizid und antiviral wirkende Mittel nebenwirkungsfrei eingesetzt werden. Dosierung 3x2 Kps.

Essiac-Elixier

Ein indianisches Heilmittel, das ebenfalls mit Erfolg zur Behandlung eingesetzt werden kann.

Spirulina oder andere Blaualgen

Durch ihren hohen Gehalt an Chlorophyll können diese die Atmungskette und damit die ATP-Gewinnung der Zelle unterstützen.

Inzelloval

Dieses Mineralstoffpräparat ist genau auf den Krebsstoffwechsel abgestimmt, wobei bewußt Calcium herausgelassen wurde. Vor Calciumgaben ist bei Krebspatienten allgemein zu warnen. Die Dosierung beginnt mit 3x2 und wird später (nach Monaten) auf eine tägliche Erhaltungsdosis von 1 Tablette heruntergesetzt.

Schlangengifte

Zwei Präparate der Firma Horvi werden oft zu Behandlung mit eingesetzt, und zwar Horvi C 33 und Horvi C 300. Es liegen viele positive Kasuistiken darüber vor.

Hypericum, Lithium, Antidepressiva

Anfangs hatte man sich gewundert über die immunstimulierenden „Nebenwirkungen" solcher Medikamente. Durch die Forschungen der Psychoneuroimmunologie sind die Zusammenhänge jedoch klar. Die Aufhellung der Psyche bewirkt eine Entlastung und damit bessere Funktion des Immunsystems.

Die hier erfolgte Aufzählung ist nicht vollständig. Einige Präparate finden sich zusätzlich in der Zusammenfassung, auf welche deshalb hier wegen ihres Bekanntheitsgrades nicht eingegangen werden muß.

4.3.7 Behandlungsrhythmen

Nicht nur Rhythmen, die über Jahre hinweg ablaufen spielen eine Rolle im Organismus. Sämtliche Abläufe sind zum einen nichtlinear und logarithmisch, zum anderen rhythmisch, bekannt als Biorhythmen.

Für die Therapie interessieren uns der fundamentale Minutengrundrhythmus von 1,5 Minuten (ATP-Synthese), außerdem der Wochen-Heilrhythmus (vergl. „Alarmreaktion" von Selye) und der 30tägige (!) Monatsrhythmus der Frau, welcher mit den Mondphasen korreliert.

Jeder Chirurg weiß, daß Operationen bei Vollmond wegen der oft unangenehmen Nachblutungen vermieden werden sollten. Bekannt sind außerdem die starken Kräfte, welche der Mond auf den Wasserhaushalt ausübt.

Aufbauende Mittel (z.B. Thymus) wirken bei zunehmendem Mond besser. Ausleitende Mittel (z.B. Entgiftung) wirken bei abnehmendem Mond gründlicher.

Das sind Erfahrungen, die schon die alten Ärzte hatten, leider aber durch die einseitige Wissenschaftsgläubigkeit unserer Zeit verlorengingen.

Dieses Wissen um die verschiedenen Reaktionsweisen des Organismus auf äußere Kraftfelder läßt sich auch anderweitig nutzen, nämlich für eine **Schaukeltherapie**. Dabei wird zwischen Entlastung und maximaler Streßbelastung bis zur Dekompen-

sation des Systems hin und her therapiert, z.B. mit den Informationen der Krebszelle selbst, dem Stoffwechselgerät (STT) oder über bestimmte Dauerstreßfaktoren. Dies kann gleichphasig mit den Mondrhythmen oder den Selye-Reaktionsphasen geschehen.

Dieses Vorgehen empfiehlt sich insbesondere bei Nichtansprechen auf adäquate Therapiemaßnahmen.

4.3.8 Therapieablauf

Nach erfolgter Erstuntersuchung und Beratung muß leider auch gleich der administrative Teil miterledigt werden, indem dem Patienten ein detaillierter Kostenvoranschlag für die Versicherung ausgehändigt wird. Dann sollte möglichst rasch mit der Therapie begonnen werden.

Die ganze Zeit der sog. Intensivbehandlung hindurch, die sofort eingeleitet wird und ca. 4-6 Wochen dauert, erfolgen häufige Patientenkontakte und tiefgehende Gespräche. Dadurch läßt sich erkennen wie die Entwicklung des Patienten läuft. Die Therapieerfolge gehen ganz streng mit dem Fortschritt in der Entfaltung ihrer Persönlichkeit konform. Wenn also nach wenigen Sitzungen klar wird, daß der Patient weiterhin „zu" ist und sich diesen neuen Ideen (vergl.Kap. 2.1.1, Psychoenergetik) verschließt, schwinden die Hoffnungen.

Vom Patienten selbst kann nicht nur eine aktive Mitarbeit während der Intensivbehandlung erwartet werden, sondern auch in der Zeit danach, zur Vorbeugung von Rezidiven. Er sollte sich an diesen 6 Eckpfeilern orientieren.

Die 6 Eckpfeiler der Gesunderhaltung:

❶ Psychohygiene

❷ angepaßte Ernährung

❸ genügend Bewegung

❹ ausreichend Sauerstoff

❺ viel vitales Wasser

❻ intensives natürliches Licht

4.3.9 Therapiekontrolle

Die Überprüfung der Therapiewirksamkeit kann natürlich in gewohnter Weise durch energetische Untersuchungen erfolgen. Richtungsweisend sind jedoch die Symptome, die in kürzester Zeit unter der Behandlung total verschwinden sollten. Die üblichen bildgebenden Verfahren sind leider nur bedingt geeignet, das Ansprechen auf die Behandlung zu dokumentieren. Das Hauptkriterium für den Therapieerfolg bleibt die Normalisierung der Stoffwechselregulation, das Verschwinden der zirkulierenden Tumorzellen, sowie die erfolgte psychische Neuorientierung des Patienten mit einer höheren Qualität (vergl. Kap. 4.1.2).

4.4 Patientenführung

Der Praxisalltag sieht leider so aus, daß eigentlich schon alles gelaufen ist. Der gewöhnlich schulmedizinisch arbeitende Hausarzt schickt den krebsverdächtigen Patienten zur weiteren Abklärung und nachfolgender Operation in die Klinik.

Dort erfolgt eine einseitig auf die Vernichtungsstrategie ausgerichtete „Aufklärung", die eigentlich als unterlassene Hilfeleistung anzusehen ist, da üblicherweise

alle immunstärkenden Maßnahmen unterbleiben, im Gegenteil auf Nachfragen einiger interessierter Patienten sogar oftmals diskriminiert und abgewiegelt werden.

Üblicherweise wird dann noch auf der sofortigen Chemotherapie bestanden, wobei die „Überzeugungsarbeit" meist mit brutalen Mitteln, vor allem der Angst erfolgt. Erst wenn die Patienten hinterher merken, daß der Tumor weiterwächst, oder ein Rezidiv festgestellt wurde, schwindet das Vertrauen und sie suchen nach Alternativen.

Der wichtigste Punkt ist deshalb das Seelenheil der Patienten, die häufig in den Kliniken durch wahre Folterstationen ihrer Psyche durchgegangen sind. Mit der Diagnose „Krebs" begann in vielen Fällen ein Martyrium von totaler Hoffnungslosigkeit bis zur Selbstaufgabe. Nur selten wurden die Ängste des Patienten in adäquater Form berücksichtigt.

VERTRAUEN

Wenn so ein Patient dann (überhaupt noch!) in eine naturheilkundlich ausgerichtete Praxis kommt, steckt er meist tief in einer Depression, ist gekennzeichnet von einem starken Mißtrauen allem gegenüber, was mit Medizin zu tun hat. Die Aufklärung, die jetzt erfolgen muß, erfordert das ganze Einfühlungsvermögen des Therapeuten. Niemals sollte jedoch der bisherige behandelnde schulmedizinische Kollege und seine Arbeit herabgewürdigt werden! Auch wenn wir oftmals die Notwendigkeit bestimmter „harter" Maßnahmen nicht nachvollziehen können, sollte das, was bereits gelaufen ist, nicht vorschnell verurteilt werden. Denn die Erkenntnis der Nutzlosigkeit bestimmter Maßnahmen, aber die Gewißheit des dadurch eingetretenen Schadens, drückt den Patienten noch tiefer in seine Depression, die mit Selbstaufgabe vergleichbar ist, hinein.

Es sollte vielmehr versucht werden, Ansätze für eine reale Hoffnung zu finden, z.B. indem neue Therapieverfahren wie das **UNIT-Konzept** erläutert werden.

Das erste Gespräch, das der Therapeut mit dem Patienten führt, darf nicht in Hetze erfolgen, sondern in größtmöglicher Ruhe und Gelassenheit, damit alle bangen Fragen des Patienten beantwortet werden können. Es wird dabei die andere Sichtweise der Naturheilkunde verdeutlicht, wozu der Patient erst einmal Zugang finden muß. Nur ein wirklich überzeugter Patient, von dem, was mit ihm geschehen soll, wird ein erfolgreich behandelbarer sein. Jedes Mißtrauen, jedes Unverständnis wirkt sich negativ aus. Der Patient sollte merken, daß es trotz seines schlechten Zustandes durchaus Heilungschancen für ihn gibt, auch im weit fortgeschrittenen Stadium! Zu meinen Patienten gehören solche, die nur noch zum Sterben nach Hause geschickt wurden und heute voll arbeitsfähig sind, aber auch andere, die eher harmlosere Krebsformen hatten und heute schon tot sind. Genau das erzähle ich meinen Patienten. Niemals dürfen falsche Hoffnungen geweckt, oder Heilungsversprechen gegeben werden. Das wäre Scharlatanerie. Auch sollte der Ernst der Lage deutlich gemacht werden, aber zusammen mit der Hoffnung !

Bei kaum einer anderen Erkrankung wie bei Krebs gibt es so viele widersprüchliche Aussagen zu den Verhaltensweisen, die den Patienten empfohlen werden. Dies hängt damit zusammen, daß sich sehr viele Menschen unterschiedlichster Herkunft weltweit mit diesem Thema befassen.

Dies fängt schon bei der Ernährung an. Da soll als erstes Fleisch weggelassen werden, obwohl keiner dieser „Diätexperten" jemals bewiesen hat, daß es bei Krebs schädlich ist.

Eine Ernährungsrichtlinie wurde allerdings tatsächlich wissenschaftlich erhärtet und für wirksam befunden: Die kohlenhydratreduzierte Kost (vergl.Kap. 4.3.5) steigert nachweislich die Leistung des Abwehrsystems, weshalb dies allen Patienten mit katabolen (!) Erkrankungen wie z.B. Krebs uneingeschränkt empfohlen werden kann, **nicht jedoch bei anabolen Krankheiten**!

Ein weiterer wichtiger Punkt ist die körperliche Ertüchtigung, als Gymnastik oder Sport. Bewiesen ist inzwischen ebenfalls, daß ein kontrollierter Ausdauersport sich günstig auswirkt, da er anabol und damit ausgleichend wirkt und auch das Abwehrsystem stärkt. Wie überall muß allerdings vor Übertreibung gewarnt werden.

Der Punkt „I" des **UNIT-Konzeptes**, die notwendige Veränderung des sozialen Umfeldes und Konfliktlösung verdient eine intensive Betreuung und Begleitung, um Mut zu diesem wichtigen Schritt zu machen.

Für den Heilungsverlauf von eminenter Bedeutung sind regelmäßige Gespräche zwischen Therapeut und Patient, in denen auch die philosophischen Fragen, die seine Krankheit betreffen, erörtert werden. Das gehört zum Punkt „U" des **UNIT-Konzeptes**. Dazu eignen sich auch schriftliche Ausarbeitungen, die als Arbeitsgrundlage dienen. Eine solche stellt der folgende Text dar, welcher vom Patienten zu Hause durchgearbeitet und dann gemeinsam besprochen wird.

4.4.1 Arbeitsgrundlage für Patienten

LIEBE PATIENTEN, IHRE MITARBEIT IST GEFRAGT!

Sie haben meine Praxis aufgesucht, weil Sie an einer chronischen Erkrankung leiden. Sie möchten dieses Leiden so schnell wie möglich beenden. Dafür suchen Sie bei mir Hilfe.

Erlauben Sie mir bitte, daß ich versuchen möchte, Ihnen auf den folgenden Seiten einige Zusammenhänge zu erläutern, die ursächlich mit der Entstehung von chronischen Erkrankungen zusammenhängen.

Ich kann mir sehr gut vorstellen, daß Ihnen einiges davon fremd, u.U. sogar sehr ungewöhnlich vorkommen wird. Es handelt sich dabei aber um den Stand wissenschaftlicher Forschung, vor allem der Psychoneuroimmunologie. Es werden zwar auch philosophische Fragen berührt, die Ihnen möglicherweise ebenfalls nicht geläufig sind, aber es soll hier keine Überzeugungsarbeit erfolgen, sondern nur Ihr Verständnis für übergeordnete Zusammenhänge geweckt werden.

Nehmen Sie sich dazu etwas Zeit, um über alles, was Sie hier lesen werden, in Ruhe nachzudenken.

Dabei tauchen schon die ersten Fragen auf:

Nehmen Sie sich auch sonst genügend Zeit? Sind Sie ein Mensch, der achtsam und behutsam (nicht ängstlich !) durch sein Leben geht, oder machen Sie alles, wie die meisten - schnell, hastig, stets in Eile?

Befinden Sie sich in dem Glauben, daß es einem ausgesprochenen Pech, einem Unglücksfalle gleichkommt, einem „Versehen" der Natur sozusagen, daß es zufällig und ausgerechnet Sie „erwischt" hat und nicht jemand anderen?

Von der physikalischen Wissenschaft haben wir erfahren, daß in der Natur alles nach bestimmten Gesetzen, in einer ganz bestimmten, ja sogar zu einer ganz bestimmten Zeit abläuft. Auch Ihre Krankheit unterliegt diesen Naturgesetzen. Da gibt es keine Eile, kein Erzwingen. Alles läuft wie ein Räderwerk, weshalb selbst Zufälle ausgeschlossen sind. Das bedeutet, daß Ihre Erkrankung ebenso gesetzmäßig, speziell bei Ihnen und in dieser Form aufgetreten ist, aber ebenso wieder verschwinden kann, **wenn die naturgesetzlichen Voraussetzungen dazu gegeben sind.**

Führende Wissenschaftler (u.a. Max Planck) sehen außerdem hinter diesen präzisen Abläufen im Universum, d.h. außerhalb und innerhalb des menschlichen Körpers, eine allumfassende Intelligenz, die man Gott nennen kann. Damit wird aber gleichzeitig ausgedrückt, daß hinter allem ein Sinn steckt, daß es Sinnloses nicht gibt, auch wenn wir als kleiner Teil des Ganzen, aus der Sandkornperspektive selten genug die wahre Bedeutung eines Ereignisses erkennen können.

Das trifft natürlich auch auf jede Erkrankung zu. Immer steckt ein höherer

Sinn dahinter, der von uns selbst meist nicht gewollt oder beabsichtigt ist (wer möchte schon freiwillig krank werden), der aber erkannt werden muß, um eine echte Heilung herbeiführen zu können.

Das mag Ihnen alles im Moment vielleicht völlig egal sein. Für Sie ist Ihre Erkrankung auf jeden Fall lästig, ja sogar existentiell bedrohlich, mit Angst verbunden, oftmals auch schmerzhaft. Sie behindert Sie. Sie können nicht mehr so, wie Sie wollen...

Ist Ihnen noch bewußt, was Sie wollten, wie Sie dachten und handelten, als Sie krank wurden? Wie sah Ihr Lebensinhalt aus? Waren Sie mit allem zufrieden und glücklich?

Könnte es unter Umständen sein, daß Ihr Denken und Tun doch nicht ganz so gut für Ihre Gesundheit und mit der Natur im Einklang war und deshalb Ihr Körper gestreikt hat? Könnten Sie sich vorstellen, daß es für das hochempfindliche Regelsystem, das wir Organismus nennen, keine andere Wahl als eine „Vollbremsung" gegeben hat?

Könnte es deshalb sein, daß Ihre Erkrankung eine Art Schutzfunktion für weiteren Raubbau an Ihren Kräften, für weitere Zerstörung ist? Wäre es deshalb nicht sinnvoll, zunächst einmal gründlich über alles nachzudenken, sich Ihre Wünsche, Ihre Ziele, Ihre Gefühle bewußt zu machen, bevor überhaupt ein Gedanke an das (vielleicht zu schnelle) Gesundwerden verschwendet wird?

Wie wäre es, wenn Sie Ihren Körper mit all seinen vielfältigen Funktionen nicht als ein Gebrauchswerkzeug, sondern als hochsensibles System zur Informations-verarbeitung ansehen würden, als ein Netzwerk, das sich ständig den wechselnden Umgebungsverhältnissen, dem inneren und äußeren Streß in kürzester Zeit anpassen muß?

Wie wäre es, im Organismus einen vielbegabten, engen Vertrauten zu sehen, der es Ihrem Geist ermöglicht, sich zu entfalten und zu verwirklichen?

Wäre es unter diesem Gesichtspunkt nicht vielleicht besser gewesen, wenn Sie jeden Teilausfall eines Systems (z.B. Leistungsabfall) zum Anlaß genommen hätten, in einer „Fachwerkstatt" nach den Ursachen der Überforderung suchen zu lassen und je nach Bedarf, eine fachgerechte Reparatur durchgeführt worden wäre, bzw. vorbeugende Maßnahmen erfolgt wären, um weitere Schäden zu verhindern?

Spätestens jetzt regt sich bei Ihnen sicherlich Widerspruch. Der Selbständige wird einwenden, daß er für sich selbst nur das Beste in Anspruch genommen hat, um den täglichen Streß und Existenzkampf bewältigen zu können. In die Freizeit wurde bewußt Sport als Ausgleich eingeplant und zu festen Zeiten auch durchgeführt.

Der Lehrer wird anführen, daß er allein schon von Berufs wegen für gesundheitsbewußte Aufklärung gesorgt und selbst so gelebt habe, daß er seine ganze Verantwortlichkeit in diesen Dienst gestellt habe.

Die Hausfrau wird erwidern, daß sie immer nur Biogemüse verwendet und ihre Familie nach bestem Wissen und Gewissen gesundheitsbewußt versorgt und sich dafür aufgeopfert hat ...

Warum sollte eine derart bewußte Lebensführung und dieser Idealismus mit Krankheit bestraft werden? Das wäre ungerecht. Da gibt es doch genügend Beispiele in der Nachbarschaft, wo geraucht, getrunken und sonstiger Raubbau getrieben wird, aber sich alle bester Gesundheit erfreuen ...

Tatsache ist nun mal, und das läßt sich in keinem Fall wegdiskutieren, daß die Art der persönlichen Lebensführung zu der jeweiligen Erkrankung geführt hat. Obige Beispiele sind jedoch durchaus realistisch. Was also stimmt nicht?

Es ist die **Bewertung**, die wir in unserer westlichen Gesellschaft vornehmen. Was wir als **lebens- und erstrebenswert** erachten, ist scheinbar doch nicht so förderlich für unsere Gesundheit, weil es offenbar nicht im Einklang mit der Natur steht. Nicht das Biogemüse schützt (alleine) vor Krebs, nicht der Sport (alleine) schafft den Ausgleich. Das sind alles linkshirnig „geplante", analytische „Wert"vorstellungen, die zur „Kopflastigkeit" unserer Bevölkerung führen.

Wo sind die rechtshirnigen **Gefühle und Empfindungen** geblieben, als die Hausfrau sich aufgeopfert, der Lehrer penibel nach Vorschrift, oder der Manager streng nach Zeitplan gehandelt haben?

Haben Sie sich schon einmal die Frage gestellt, wo Ihre Glücksgefühle im täglichen Berufsstreß oder in der Routine des Haushalts abgeblieben sind? Kam Ihnen nicht schon einmal der Gedanke, ob das wohl alles so richtig war, wie Sie Ihr Leben angepackt und den Ablauf gestaltet haben? Hatten Sie nicht schon längst Zweifel daran, ob Erfolg oder Anerkennung so erstrebenswert sind, daß dabei die **Lebensqualität** auf der Strecke bleibt?

Oder ist es genau das Gegenteil. Sie sind weit hinter den Zielen Ihres Lebens zurückgeblieben und trauern deshalb immer der Vergangenheit hinterher, weil Sie es doch alles hätten viel besser machen können im Leben...?

Ein anderer Mensch, vielleicht ein Bekannter oder Nachbar von Ihnen, hat es im Leben vielleicht nicht ganz so weit gebracht wie Sie. Aber irgendwie scheint er ein Lebenskünstler zu sein. Er scheint Freude **an seinem** Leben zu haben und oft hören Sie ihn richtig laut lachen. Über Krankheit hat er mit Ihnen allerdings noch nie gesprochen...

Ist Ihnen schon einmal aufgefallen, daß (wirklich!) glückliche und zufriedene Menschen selten krank werden? Kennen Sie aber andererseits nicht selbst auch Fälle, wo erfolgreiche Menschen ganz plötzlich durch einen Herzinfarkt o.ä. aus dem Leben gerissen wurden?

Wo liegt der Unterschied?

Werten und Bewerten (und damit auch Urteilen und Verurteilen) sind analytische Eigenschaften der linken Hirnhälfte (beim Rechtshänder, sonst umgedreht), die auf selbstgemachten Wertvorstellungen beruhen.

Eine bestimmte Diät, eine vorgeschriebene Verhaltensweise usw. werden als das Maß aller Dinge **verallgemeinert** und von ihren Verfechtern als allein seligmachend angepriesen. Da wir aber streng individuell reagieren, d.h. jeder auf seine ganz persönliche Art und keinesfalls in gleicher Weise wie andere, können wir so nicht unseren eigenen Weg, der nur für uns richtig ist, finden.

Dazu müssen wir die Fähigkeiten der rechten Hirnhälfte aktivieren. Über unser Gefühl und Empfinden, über unsere Intuition können wir mit dem Organismus kommunizieren und seine Sprache verstehen. Diese „Mitteilungen" des Organismus erreichen unser Unterbewußtsein ständig und offenbaren sich uns beispielsweise als unterschiedliche Stimmungslage.

Als krasses Beispiel sei jener Diabetiker angeführt, der an einem heißen Sommertag mit Genuß und Wonne seinen (verbotenen) Eisbecher verzehrt, sich aber dabei selig **fühlt** und damit mehr für seine Gesundheit tut, als jener, der sich diesen Wunsch ängstlich und mit schlechtem Gewissen versagt.

Zufriedenheit und Glück haben sehr viel mit **Verweilen, in sich ruhen, Ausleben des Augenblicks** zu tun. Schon **der Weg** zum selbst gesteckten Lebensziel **ist das Ziel**, sagt der chinesische Taoismus. Wer **Qualität** sucht und nicht Quantität (Konsumdenken), wer nach seinen Gefühlen, seiner Intuition lebt, geht im Einklang mit der Natur, die grundsätzlich auf Harmoniegesetzen basiert.

Es ist also prinzipiell eine Frage der persönlichen Lebenseinstellung, ob wir die Funktionsfähigkeit unseres komplizierten Organismus erhalten, oder wieder herstellen können.

Nicht irgendwelche (vergänglichen) Äußerlichkeiten (Prestige!), sondern **innere Werte** sind es, die erstrebenswert sind. Das soll keinesfalls heißen, daß da-

mit Verzicht auf die schönen Dinge des Lebens gemeint ist. Ganz im Gegenteil - gerade im Ausleben der Naturschönheiten und der vielen Annehmlichkeiten, die das Leben zu bieten hat, liegt das Geheimnis. Es können durchaus auch materielle Dinge sein, die einem Freude bereiten. Es ist also nicht eine Frage, ob und was man tut, sondern wie man es lebt.

Das bedeutet auch nicht, daß wir auf Erfolg „verzichten" müssen. Das Erstaunliche ist, daß sich der Erfolg bei einem glücklichen Menschen fast automatisch einstellt, weil derjenige unverkrampft **leben** und deshalb seine Potentiale voll ausschöpfen kann.

Woran erkennt man, ob die innere Einstellung stimmt, ob etwas nun richtig oder falsch ist? Ganz einfach - wer innerlich ein sehr angenehmes, positives Gefühl verspürt, wenn er an eine Sache denkt oder sie tut, der handelt richtig. Dann kann sich bei jeder Handlung ein aufbauendes, die Seele beglückendes Gefühl einstellen, das unser Leben **in jedem Augenblick** bereichern und uns veranlassen kann, öfter einmal „Danke" zu sagen.

Man sollte sich allerdings vor Übertreibung hüten (Süchte!).

Inzwischen ist wissenschaftlich bewiesen, daß es dadurch zu einer immensen Aktivierung des Abwehrsystems kommt, daß starke Selbstheilungskräfte mobilisiert werden, die zu einer raschen Genesung führen können. Auch wenn dies bei schweren Erkrankungen wie z.B. Krebs allein nicht ausreicht, so unterstützt es doch die eingeleitete Therapie ganz wesentlich.

Vielleicht helfen einige Beispiele, dies anschaulicher zu machen.

Sie haben sich mit Bekannten zu einer Bergwanderung verabredet. Das Ziel ist eine bestimmte Hütte. Eine Gruppe zeigt, „was in ihr steckt" und hastet in Rekordzeit dorthin. Als sie schon beim dritten Bier sitzen, kommt der andere Teil in fröhlicher Unterhaltung über die vielen herrlichen Ausblicke unterwegs, mit einem Strauß wunderschöner Bergblumen in der Hand...

Sie verbringen einen Abend in lockerer Runde beim Kartenspiel. Irgendwie steckt der Wurm drin. Kein Spiel will Ihnen gelingen. Immer haben Sie „die falschen Karten". Am Ende stecken Sie tief „in den Miesen" und müssen Ihre Spielschulden bezahlen. Der Abend ist Ihnen gründlich verdorben. Einem Ihrer Mitspieler erging es ähnlich, jedoch fand er die Häufung schlechter Karten in dieser Folge eher bemerkenswert und stellte allerlei lustige Theorien auf (zu Ihrem Ärger) wie so etwas möglich sein könnte und machte sich einen Spaß daraus (kein Glück im Spiel, dafür aber Glück in der Liebe...). Damit war er der Gewinner des Abends.

Endlich ist Urlaubszeit. Sie haben schon am Abend vorher gepackt und düsen dann am nächsten Tag sofort nach der Arbeit über die Autobahn nach Süden zu Ihrem ersehnten Urlaubsziel..., d.h. so hatten Sie es vor. Mit Ihnen dachten tausend andere ebenso, die Sie dann im ersten Stau treffen. Die stundenlange Warterei in der brütenden Hitze kostet Sie mindestens die Erholung von drei Urlaubstagen.

Ihr Nachbar fährt auch nach Süden, sogar in den gleichen Ort und auch am gleichen Tag. Mit dem Umdrehen des Schlüssels, an der Wohnungstür beginnt für Ihn bereits der Urlaub. Er hat sich extra Kartenmaterial besorgt und fährt über ausgewählte Nebenstraßen, die an schönen Sehenswürdigkeiten vorbei führen und die durchfahrenen Ländereien besser kennenlernen lassen. Als er am Urlaubsziel ankommt, ist er bereits entspannt, ausgeruht und voller schöner Eindrücke, die er unterwegs sammeln durfte...

DER WEG IST DAS ZIEL!

Jeder Moment des Lebens ist geeignet, um wichtige Erfahrungen zu machen, die uns in unserer Entwicklung weiterbringen. Das entspricht auch dem eigentlichen Sinn des Lebens. Das mag vielleicht sehr banal klingen, hat aber einen tiefen philosophischen Hintergrund. Jede Situation im Leben ist deshalb geeignet, diesem Sinn gerecht zu werden, ganz gleich, ob diese für uns positiv oder negativ erscheint. Die tiefgreifendsten und damit wertvollsten Erfahrungen machen wir ohnehin im Leid, weshalb auch eine Erkrankung durchaus geeignet ist, viele Erkenntnisse und Aufschlüsse über unser eigentliches Wesen, unser Selbst zu erhalten.

Das ist auch der Grund, daß Krankheit aus der Sicht der Naturheilkunde nicht als Gegenpol zur Gesundheit gesehen und deshalb bekämpft wird (wie in der Schulmedizin üblich), sondern als Heilreaktion verstanden wird, womit sich der Organismus von seinen individuellen Belastungen befreien will.

Krankheit ist demnach eine Spezialform des Lebens, deren Heilung nicht nur die Befreiung von körperlichen Symptomen bedeutet, sondern gleichzeitig einen besonders großen Schritt auf dem Weg zum Heil von Seele und Geist.

Deshalb ist jede Erkrankung geeignet, wertvolle Erfahrungen zu machen, die unbedingt genutzt werden sollte, denn erst dann hat sich die schwere Zeit der Erkrankung wirklich „gelohnt".

Einer schweren Erkrankung kann damit der Schrecken des Todes genommen werden. „Schrecken"? Ist es nicht oftmals eine Erlösung, wenn schmerzgequälte, unheilbar Kranke endlich sterben **dürfen**? Konnte dieses schlimme Ende vielleicht doch noch durch eine grundsätzlich neue Sicht der Dinge einen Sinn bekommen und die gewonnene Erfahrung, die sich in dieser Tiefe nur in diesem Zustand machen ließ, vieles wieder aufwiegen?

Nicht das Ende, das uns eines Tages alle ereilt, nämlich der Tod ist das unabwendbare Ziel, sondern der Weg, das Leben ist es, das wir intensiv und zu jeder Stunde ganz bewußt aktiv gestalten sollten.

Welche konkreten Schlüsse lassen sich daraus ableiten?

Wenn der Inhalt des Lebens in der persönlichen Weiterentwicklung, in der Sinnfindung, im Sammeln von Erfahrung besteht, dann können wir dies nur im vollkonzentrierten **Tun** erreichen. Dies trifft auf jeden Lebensabschnitt zu, natürlich auch auf die Zeit einer Erkrankung. Im Gegenteil - diese Zeit gilt es besonders intensiv zu nutzen, da hier

existentiell bedeutsame Erfahrungen gesammelt werden können.

Das bedeutet mit anderen Worten: Die Krankheit sollte nicht verdrängt, möglichst rasch beseitigt (unterdrückt!), sondern **gelebt** werden! Jedes Symptom, an dem Sie leiden, jeder Schmerz stellt eine Möglichkeit dar, besondere Erfahrungen mit Ihrem Körper, Ihrem großartigen Freund zu machen. Gehen Sie gedanklich bewußt in die Tiefe. **Fühlen** Sie sich in Ihren Körper hinein. Verfolgen Sie den Ursprung der Beschwerden und **stellen Sie Fragen** an Ihre Zellen, an Ihre Organe, ergründen Sie die Ursachen der Erkrankung. Sie werden erstaunt sein über die intuitiven Antworten, die Sie erhalten. Diese Art der Kommunikation erfolgt nämlich ständig, in jedem Augenblick mit Ihrem Unterbewußtsein und den Zellen. Auch das ist Stand der Wissenschaft, nur ist es leider nicht im allgemeinen Bewußtsein verankert und klingt deshalb für viele Ohren ungewohnt.

Sie sollten dabei gleichzeitig lernen, den Schmerz als Freund, als lebensnotwendiges Warnsignal anzusehen und nicht als lästiges Übel. **Sprechen Sie mit Ihren Schmerzen!** Versuchen Sie den Grund dafür und Möglichkeiten der Beeinflussung herauszufinden, indem Sie dem **Gefühl** nachgehen, das Sie dabei empfinden, z.B. Trauer, Verlorenheit o.ä.. Registrieren Sie dabei die Bilder aus der Vergangenheit, die in Ihnen aufsteigen, die Hinweise auf den tatsächlichen Ursprung, auf das nicht verwundene Leid, die Kränkung, den tiefen Kummer, was unverarbeitet geblieben ist, damit Sie selbst abhelfen können.

MACHEN SIE SICH FREI VON SCHULD-GEFÜHLEN!

Lösen Sie sich auch von dem Gedanken, daß Sie **schuld** wären an der Erkrankung. Es ist ja gerade das Problem, daß die meisten **völlig unbewußt** in diese Situation hineinschlittern, weil ihnen die Zusammenhänge nicht bekannt sind.

Versuchen Sie deshalb herauszufinden, ob bestimmte Verhaltensweisen günstig sind für Sie und Ihr Wohlbefinden, z.B. eine bestimmte Art der Ernährung, Ruhe oder Bewegung, Kälte oder Wärme usw. Gehen Sie feinfühlig mit Ihrem Körper um, und lassen Sie sich Zeit.

Sie haben Zeit, sehr viel Zeit. Wenn Sie das nicht glauben, wird Sie die Verschlimmerung Ihrer Erkrankung eines Besseren belehren. Also nehmen Sie sich lieber gleich die notwendige Zeit. Sie ist die beste Investition in Ihre Gesundheit.

Die **Arbeit** an der Krankheit, die Beschäftigung damit (ohne zum Hypochonder zu werden!) ist entscheidend für Sie. Der Ausgang, ob es letztendlich zu einer vollständigen Heilung kommt oder nicht, ist im Moment völlig unbedeutend, so paradox das zunächst klingen mag! Es sollte einem sogar total egal sein, wie der Ausgang sein wird, was völliges **Loslassen** bedeutet. Denn allein die Aufarbeitung der Krankheit entscheidet über den Verlauf. Das bedeutet, daß die notwendige Arbeit, die von jedem einzelnen Patienten selbst verrichtet werden muß, nur dann erfolgreich getan werden kann, wenn er sich vollkommen auf jeden Augenblick des Krankheitsverlaufs konzentriert, d.h ganz im Hier und im Jetzt lebt.

Dazu gehört natürlich positives Denken, Urvertrauen in höhere göttliche Fügungen, Loslassen von allen Wertungen und Bewertungen, einfach **geschehen lassen**, allerdings ohne fatalistische Denkweise, sondern immer in dem Verständnis, daß jeder Mensch selbst aktiv mitarbeiten muß. Gesundwerden ist ein Vorgang, auf den Sie als Patient aktiv Einfluß nehmen **müssen**, sonst geschieht nichts. Wir helfen Ihrem Freund, dem kranken Organismus mit den naturheilkundlichen Möglichkeiten in unserer Praxis dabei.

Zu diesem „neuen Denken" gehört allerdings auch, daß wir die Begriffe etwas ordnen. „Krankheit" ist bei uns negativ besetzt. Es hat leider nicht die positive Signalwirkung, die dieser Zustand eigentlich bei uns auslösen sollte.

Auch sollten Sie nicht von „Ihrer" Krankheit sprechen. Das klingt so nach Besitz, den man festhalten möchte.

Sprechen Sie deshalb besser von einer „Gesundheitsstörung". Gehen Sie davon aus, daß Ihre Gesundheit vorübergehend gestört ist, mal mehr, mal weniger. Im Moment vielleicht etwas mehr.

Sie werden merken, daß Sie allein durch diese positiven Formulierungen bereits Kraft und Mut schöpfen können, die Sie für Ihre Genesung brauchen.

Ich habe Ihnen wahrscheinlich viel zugemutet, weil das ganze noch völlig neu und damit fremd erscheint. Ich möchte deshalb die Hauptgedanken hier nochmals z u s a m m e n f a s s e n, auf die es ankommt:

Wir alle sind ein Teil des Ganzen, ein Teil der Natur, weshalb für uns sämtliche

Naturgesetze in allen Bereichen, auch für eine Erkrankung uneingeschränkt gelten.

Durch die Erkenntnisse der Quantenphysik wissen wir, daß Zufälle undenkbar sind, da ansonsten jederzeit ein alles vernichtendes Chaos entstehen könnte. Die Entstehung einer Erkrankung läuft deshalb ebenso gesetzmäßig ab, wie die Wiederherstellung der Gesundheit.

Durch unser westliches erfolgsorientiertes, „verkopftes" Konsumdenken bewerten wir meistens die verschiedenen Lebenssituationen falsch, stellen uns deshalb auch die falschen Ziele und vernachlässigen dadurch meistens unsere Gefühlswelt, einschließlich der Intuition. Auf dieser verkehrten Basis bauen wir unser Leben auf, was nicht im Einklang mit der Natur abläuft und dadurch ein großes Krankheitspotential in sich trägt.

Für die wirkliche Ausheilung schwerer Erkrankungen ist es eine unabdingbare Voraussetzung, daß bedeutende Umwälzungen im Denken vom Patienten selbst vorgenommen werden.

Wer bereit ist, sich total neu zu orientieren, nicht mehr Fernzielen nachzujagen, sondern im Augenblick verweilen, loslassen von Erwartungen und allem Wollen, einfach geschehen lassen, jede Lebenssituation und damit auch seine Erkrankung ganz bewußt ausleben, seine Gefühle wiederentdecken, danach sein Leben gestalten und öfter einmal „Danke" sagen kann, wird wertvolle Erfahrungen machen, die seinem Leiden einen tieferen Sinn verleihen und dem Leben eine völlig neue Wende geben können.

Das bedeutet auch: Nicht „klammern" am Gesundwerden, zulassen und bejahen, daß es vielleicht momentan schlecht geht, den Ausgang der Erkrankung bewußt offenlassen, alles zulassen. Nur wenn wir den komplexen Informationsaustausch unseres Organismus nicht ständig durch unser Denken und Wollen stören, können die Reparaturprozesse optimal ablaufen.

Wer diesen Weg konsequent geht, der schafft sich damit ein enormes Gesundungspotential, auf Grund dessen sich der gewünschte Heilungserfolg meist überhaupt erst einstellen kann.

Bedenken Sie bitte, daß Heilung ein aktiver Prozeß ist, der von innen heraus über die wieder erstarkte Lebenskraft (gleichbedeutend mit Prana, Chi, Bioenergie usw.) geschehen muß. Jede Therapie dient diesem einen Zweck, nämlich die Lebenskraft zu stärken, wozu die Psyche den Hauptanteil beitragen kann. Sie werden also nicht von außen gesund gemacht, sondern können (und müssen!) selbst sehr viel dazu beitragen.

Der negativ besetzte Krankheitsbegriff sollte in „Gesundheitsstörung" umbenannt werden, um damit nichts Anhaftendes festzuhalten, sondern einen Impuls im positiven Denken zu geben.

Mir ist völlig klar, daß es niemandem auf Anhieb gelingen wird, diese neue Einstellung sofort umzusetzen, Beginnen Sie deshalb langsam, und zwar zunächst mit einer Übung: Versuchen Sie in sich reinzuhören, was Ihr Gefühl (nicht Ihr Verstand!) zu diesen Überlegungen sagt. Wenn hier ein klares JA kommt, können Sie sofort weitermachen, indem Sie beginnen, Ihr Leben, Ihren Körper und die vorliegende Gesundheitsstörung in allen Einzelheiten gefühlsmäßig zu erforschen, und zwar in einer positiven (neugierigen) Erwartungshaltung, immer mit der Fragestellung: „Was kann ich jetzt konkret tun, um meine Lebenskraft zu stärken?" Achten Sie dabei auf Ihre Gefühle.

Wenn Sie an einen Punkt kommen, wo Sie bei einer Antwort auf diese Frage ein heißes Glücksgefühl durchströmt, sind Sie schon ganz nahe an der Quelle. Werden Sie nicht müde, immer weiterzumachen!

Schreiben Sie die gewonnenen Erkenntnisse auf. Sie werden die Grundlage für unser nächstes Gespräch bilden.

Spüren Sie jedoch Ablehnung gegenüber all diesen Hinweisen und Vorschlägen, sollten Sie sich zunächst den Grund klarmachen und dann mit mir darüber sprechen.

Sehr empfehlenswerte Literatur zu diesen Themen:

Egli, Hans „Das LOLA-Prinzip", Editions d'Olt, CH-Oetwil,
ISBN 3-9520606-0-7

Lüscher, Max „Das Harmoniegesetz in uns", Econ-Verlag München,
ISBN 3-453-00625-9

Stühmer, Rolf „Körper & Geist", Universitas-Verlag München 1997,
ISBN 3-8004-1553-1

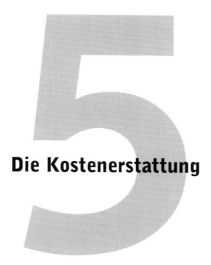

Die Kostenerstattung

5. Die Kostenerstattung

Glücklicherweise ist die Rechtsprechung bei der Krebserkrankung so eindeutig, daß die Kassen, ob gesetzlich oder privat, die Kosten zu 100% übernehmen müssen. Dabei ist es nicht entscheidend, ob das angewandte Therapieverfahren in der Lage ist, die Krankheit zu heilen, sondern nur zu lindern.

In der Praxis muß aber in jedem Falle vor der Behandlung ein detaillerter Behandlungs- und Kostenplan erstellt und der Kasse vorgelegt werden. Bedauerlicherweise dauern die Genehmigungsverfahren oft sehr lange, was immer wieder zu zusätzlichen (wirtschaftlichen) Ängsten der Patienten führt. Leider passiert es auch immer wieder, daß trotz der klaren Rechtslage die Behandlung teilweise oder ganz abgelehnt wird.

Hier ist der Behandler ebenfalls gefordert, um seinen Patienten bei seinem Einspruch mit schlagkräftigen Argumenten zu unterstützen. Hilfreich können dabei folgende Ausführungen sein, die z.T. abgewandelt an die Kassen geschickt werden, am besten gleich von vornherein, zusammen mit dem Kostenvoranschlag.

5.1 Begründung der Kostenerstattung für die Besonderen Therapierichtungen der Biologischen und Bioenergetischen Medizin

VORBEMERKUNGEN

Die Kosten haben im Gesundheitswesen astronomische Größenordnungen erreicht.

Das System ist nicht mehr bezahlbar. Um die Gründe dafür zu verstehen, sollte man sich die Ursachen näher ansehen. Dazu ist allerdings eine offene Bereitschaft erforderlich, um die daraus abgeleiteten Erkenntnisse auch konstruktiv umsetzen zu können.

Das Gesundheitssystem ist deshalb nicht mehr zu finanzieren, weil es insuffizient ist und ineffektiv. Der Grund liegt in der Hilflosigkeit der Schulmedizin gegenüber der ständig zunehmenden Zahl chronisch Kranker, deren Entwicklung sie durch allopathische unterdrückende Therapien selbst zusätzlich begünstigt hat.

Dieser schwere Vorwurf wird in den folgenden Ausführungen nicht nur ausführlich begründet, sondern noch durch die Behauptung erweitert, daß die Naturheilverfahren nicht nur wesentlich effektiver, sondern auch kostengünstiger sind.

Seit Jahren wird von einem „Graben" gesprochen, der die Naturheilverfahren von der Schulmedizin trennt. Dies wird gern so dargestellt, als würden zwei unabhängig voneinander bestehende Blöcke existieren, von denen der eine exakt wissenschaftlich arbeitet, der andere jedoch Kräutermedizin betreibt, weil die heilbringenden chemischen Substanzen der Schulmedizin aus ideologischen Gründen abgelehnt werden.

Die nicht abzuleugnenden Erfolge der Naturheilverfahren (NHV) mußten sich seit jeher den wissenschaftlichen Nachweisverfahren der Schulmedizin unterziehen, um Scharlatanerie auszugrenzen, ansonsten wird die Kostenübernahme abgelehnt.

Die Begründung hierfür wird üblicherweise von Schulmedizinern, meist dem MDK geliefert, welche sehr häufig zu der Auffassung kommen, daß bestimmte NHV im Zusammenhang mit einer bestimmten Erkrankung nicht wirksam sein können. Die Anerkennung von Krankheitskosten geschieht also nach rein schulmedizinischen Kriterien.

Ein derartiges Vorgehen, das als Grundlage der Kostenerstattungspraxis der meisten Kassen und Versicherungen dient, kann nicht länger hingenommen werden. Ärzte für Naturheilverfahren sind Schulmediziner, die sich unter großen zeitlichen und finanziellen Opfern über Jahre hinweg einer Zusatzausbildung unterzogen haben und zwischenzeitlich über sehr viel praktische Erfahrung damit verfügen - alles Kriterien, die beim MDK oder sonstigen Gutachtern gewöhnlich leider nicht anzutreffen sind - was aber der Gesetzgeber klar und eindeutig fordert!

NATURHEILKUNDLICHE PRINZIPIEN VERSUS SCHULMEDIZIN

Die Aufassungen von Schulmedizin und NHV vom menschlichen Organismus, der Entstehung von Krankheiten, sowie deren Behandlung unterscheiden sich derart grundlegend, daß die Unterschiede zunächst einmal klar herausgestellt werden müssen.

Es beginnt bereits beim Krankheitsbegriff. Dieser konnte von der Schulmedizin bis heute ebensowenig klar definiert werden wie Gesundheit. „Das Fehlen von Symptomen..." (Definition der WHO) ist nur eine Negation. Krankheit wird der Gesundheit polar gegenübergestellt, weshalb das ganze Behandlungssystem auf dem Bekämpfen von Symptomen basiert (Anti`s).

In der Naturheilkunde wird Krankheit jedoch mit Gesundheit gleichgesetzt, da sie als Heilreaktion angesehen wird, um den Organismus von Noxen (Toxinen, Viren, Bakterien) zu befreien. Nur der gesunde, widerstandsfähige Organismus ist dazu in der Lage. Deshalb werden die Symptome nicht allopathisch bekämpft, sondern der Körper in seinem Bestreben zur Befreiung von diesen Belastungen unterstützt (z.B. Schwitzbad statt Fiebersenkung). Chronische Erkrankungen zeigen an, daß der Organismus verstärkt Hilfe von außen braucht, da seine gesundheitlichen Kräfte nicht ausgereicht haben, mit den Belastungen fertigzuwerden.

Naturheilverfahren bedeuten auch, daß in erster Linie Reaktionen und Veränderungen des Patienten beobachtet und auf Grund der individuellen Reaktionen das therapeutische Vorgehen festgelegt wird. Es werden dabei funktionelle Zusammenhänge untersucht und behandelt, welche das komplizierte Zusammenspiel der einzelnen Systembereiche des Organismus stören können.

Die dazu notwendige Diagnostik muß zwangsläufig über die herkömmlichen schulmedizinischen Verfahren hinausgehen, da durch Blutuntersuchungen oder auch sehr teure bildgebende Verfahren nur statische Aussagen über den Zustand eines Gewebes gemacht werden können, nicht jedoch über dessen Funktion, da die Dimension der Zeit fehlt.

Der leider oft gemachte Rückschluß von klinischen Normalwerten auf eine normale Funktion ist einer von vielen Trugschlüssen der Schulmedizin. Weil die Blutwerte normal sind, werden tagtäglich deshalb an Funktionsstörungen erkrankte Patienten zu

Psychopathen abgestempelt. Nur durch weiterreichende Untersuchungstechniken, die auch die Regulationsfähigkeit des Gewebes und damit das Reiz-Antwort-Verhalten erfassen, lassen sich Funktionszustände beurteilen. Diese Methoden orientieren sich vorwiegend an den elektrischen Potentialen und Widerständen der einzelnen Körperbereiche, wobei die anatomischen Erkenntnisse westlicher Medizin (z.B. Head`sche Zonen) ebenso berücksichtigt werden wie die Akupunkturlehre.

Die Denkweise der Schulmedizin beruht auf einem grundlegenden Hauptirrtum, der die Medizin seit über 100 Jahren geprägt hat, welcher jedoch bis heute nicht korrigiert wurde und der auf Newton zurückgeht. Damals hatte man in der Euphorie des wissenschaftlichen Aufschwungs geglaubt, daß sich die linearen Gesetze der Mechanik auf die belebte und die unbelebte Natur gleichermaßen anwenden ließen.

Inzwischen ist jedoch hinreichend bekannt, daß es sich beim menschlichen Organismus um ein hochkomplexes vernetztes System handelt, das durch fortlaufende Informationsverarbeitung lernfähig ist und sich dadurch ständig weiterentwickelt. Durch die untrennbare Einheit von Körper, Seele und Geist kommen zusätzlich Intelligenz und Individualität mit ins Spiel, wodurch sich jede Reproduzierbarkeit, was Grundlage von wissenschaftlichen Nachweisen ist, von selbst erledigt.

Damit wird auch verständlich, warum die Konzepte der Schulmedizin immer wieder, z.T. grundlegenden Änderungen unterworfen werden. Was heute noch „streng wissenschaftlich" ist, kann u.U. morgen schon nicht mehr gelten. Vorhersagen lassen sich beim Patienten nun mal nicht mit wissenschaftlichen Mitteln machen, sondern nur aus der Erfahrung heraus, was den wesentlichen Inhalt der medizinischen Kunst ausmacht.

Das eklatanteste Beispiel für die Geldverschwendung, die im Gesundheitswesen betrieben wird, ist die Krebsbekämpfung. Vorsorgeuntersuchungen setzen viel zu spät an, nämlich dann, wenn der Krebs bereits da ist, obwohl es Methoden und Möglichkeiten einer echten Krebsfrüherkennung gibt.

Die Therapie wird schematisch mit Stahl, Strahl und Chemo durchgeführt, obwohl inzwischen statistisch gesichert ist, daß dieses Vorgehen gegenüber einem Vergleichskollektiv die Lebenserwartung in keiner Weise steigern konnte. D.h. die Effektivität ist gleich Null, jedoch bei immensen Kosten! Die z.T. brutalen Nebenwirkungen, die solche Patienten jedoch i.d.R. erleiden müssen, gehen nicht einmal mit ein in diese Statistik.

Obwohl die Chemotherapie wirklich effektiv nur beim Hoden-Ca und der akuten Leukämie ist, wird sie in den meisten Krebsfällen durchgeführt. Noch schlimmer sieht es bei der Hochdosis-Chemo aus, die nur bei 2% der Patienten zu einer 10-Jahres-Überlebenszeit führt, jedoch extrem teuer ist (von 170.000.- DM aufwärts).

Ganz unbegreiflich und für die Patienten von verheerender Auswirkung ist die Tatsache, daß die eingetretenen Schäden für das Immunsystem durch immunstimulierende Maßnahmen nicht aufgefangen werden und die in dieser Richtung wirkenden NHV abgelehnt, meist sogar diskriminiert werden.

Das sind unzumutbare Zustände, die in aller Öffentlichkeit diskutiert werden sollten.

Unbegreiflicherweise hält die Schulmedizin an ihrer unhaltbaren Ausgangssituation mit aller Macht und Härte fest, obwohl nicht nur menschliche Vernunft, sondern auch andere Wissenschaftszweige längst ein anderes Bild vom Menschen aufzeigen. Chemiker, Biologen, Mathematiker (Kybernetik) und Quantenphysiker liefern ganz andere Erklärungsmodelle, die in der Lage sind, die täglichen Beobachtungen in der Praxis und die Erfahrung am Patienten zu bestätigen. Der Organismus kann als offenes System (unter Energieaufwand) nur fernab des thermodynamischen Gleichgewichts existieren, was durch die Bildung dissipativer Strukturen ermöglicht und über kybernetische Regelkreise gesteuert wird, d.h. es gibt keine linearen Kausalitäten wie in der Mechanik Newtons.

Die Überbewertung materieller Strukturen (Gewebe) und die Entwicklung z.T. extrem teurer bildgebender Verfahren ist ein weiterer kostentreibender Faktor der Schulmedizin. Die Struktur spielt doch nur eine unbedeutende Rolle bei den Lebensprozessen, die sich innerhalb derselben und für den Betrachter völlig unsichtbar abspielen. Das Vorgehen der Schulmedizin ist vergleichbar mit der Beurteilung eines Theaterstückes, bei dem nur die Kulissen vermessen und beschrieben werden, jedoch nichts über das Stück selbst ausgesagt wird, weil dafür die Bemessungsgrundlagen fehlen. Das Hauptkriterium für die Beurteilung von Funktionszuständen ist die Stoffwechselregulation, welche in direkter Abhängigkeit zu einem intakten oder gestörten Informationsfluß steht. Die ungestörte Informationsverarbeitung ist die Grundlage allen Lebens und von Gesundheit.

Wie auch die Erfahrung in der Naturheilkunde zeigt, entstehen Krankheiten als Folge von Reizüberflutungen und Störung der Informationsverarbeitung nur multikausal (Dauerstreßfaktoren). Der Grund für die Chronifizierung einer akuten Krankheit (= Heilreaktion) ist immer in einer Überforderung der Selbstregulation der Matrix (entspricht dem Grundregulationssystem nach Pischinger) zu sehen, die als Versorgungs-, Entsorgungs-, Schutz- und Steuersystem der Organzellen zu verstehen ist und ca. 85% der Körperzellmasse ausmacht. Darüber existieren umfangreiche wissenschaftliche Forschungsergebnisse. Trotzdem wird diese Tatsache von der Schulmedizin ignoriert, da die kybernetischen Verknüpfungen von Systembereichen nicht bekannt sind.

Aber gerade in der Matrix sind die Depots von Schlacken und Umweltgiften zu suchen, welche primär zu Funktionsstörungen führen können und deshalb schon immer Hauptbestandteil naturheilkundlicher Betrachtungen waren. Die gründliche Entgiftung, ganz gleich auf welche Weise dies geschieht, zählt zu den Prioritäten jeder Behandlung, die nicht nur Symptome unterdrücken soll (Allopathie), sondern auf Heilung ausgerichtet ist, damit die kybernetischen Regelkreise wieder ungestört wirken können.

Der Einfluß der Psyche, ebenso die Konstitution des Patienten sind weitere Schwerpunkte in Diagnostik und Therapie mit NHV.

Ein intaktes Immunsystem verfügt über ein immenses Heilungspotential, was immer wieder unterschätzt wird, wodurch in Einzelfällen sogar Spontanheilungen bei Krebs möglich sind.

Nur durch eine konsequente Entlastung, z.B. durch Ausleitung von Schlacken und Giften, Herdsanierung o.ä., sowie aktive Unterstützung der Psyche und des Immunsystems können chronische Krankheiten zum Abheilen gebracht werden. Das Ziel ist dabei die Wiederherstellung eines ungestörten Informationsflusses und damit der Stoffwechselregulation (Anpassungsfähigkeit).

Zusammenfassend kann festgehalten werden:

Die Wissenschaftlichkeit, die von der Schulmedizin für sich in Anspruch genommen wird, existiert in Wahrheit nicht, im Gegenteil. Ihr Denksystem ist geprägt von fatalen Irrtümern, die der Grund für ihre uneffektive, kostentreibende Struktur darstellt. Die Schulmedizin leistet hervorragende Arbeit in der Akutversorgung oder auch bei Operationstechniken. Sie versagt bei der Behandlung chronischer Krankheiten jedoch völlig, da der linear-kausale Denkansatz falsch ist, weil es solche Zusammenhänge im Organismus nicht gibt.

Wird Krankheit bekämpft, statt die Heilreaktionen des Körpers gleichsinnig zu unterstützen, wird der Kraftaufwand beträchtlich, was sich in den hohen Kosten niederschlägt (z.B. Hochdosis-Chemo). Die statischen Untersuchungsmethoden der Schulmedizin (Labor) sind i.d.R. ebensowenig aussagekräftig wie die teuren bildgebenden Verfahren, weil sie keine Aussage über funktionelle Vorgänge im Organismus und über die Ursachen von Stoffwechselstörungen erlauben. Leider werden sie

jedoch meist in dieser Richtung fehlinterpretiert zum Schaden der Patienten. Die Individualität wird von der Schulmedizin in keiner Weise berücksichtigt, weil sich solche Kriterien nicht wissenschaftlich einordnen lassen.

Durch allopathische Vorbehandlungen (Antibiotika etc.) wird die Ausgangssituation zusätzlich weiter verschlechtert.

Die Naturheilkunde baut hingegen auf einer Jahrhunderte alten Tradition und Erfahrung auf, die in ihren Grundzügen auch bei den neuen modernen Varianten wie den bioenergetischen Verfahren erhalten blieb.

GANZHEITLICHER NATURHEILKUNDLICHER THERAPIEANSATZ

Die Behandlung chronischer Krankheiten aus moderner naturheilkundlicher Sicht heißt, daß ein individuelles Konzept erstellt wird, das sich am Einzelfall orientiert. Dazu gehört die schulmedizinische Untersuchung, sowie eine erweiterte energetische Diagnostik (SEG, DFM-Decoder, BFD, EAV, Vegatest o.ä.) zum Aufspüren der Dauerstreßfaktoren (Toxine, Herdbelastungen usw.), die zu Funktionsstörungen geführt haben.

Das Behandlungskonzept richtet sich dann genau nach den erhobenen Befunden und den Möglichkeiten, die in der Praxis gegeben sind.

Das Vorgehen orientiert sich dabei an der Konstitution, an der Stoffwechsellage, an der Regulationsfähigkeit und den verschiedenen Dauerstreßfaktoren, zu denen auch die psychischen Belastungen gehören. Eine umfassende, ganzheitliche Behandlung wird durch die Biophysikalische Informations-Therapie ermöglicht, die durchaus mit konventionellen Verfahren (z.B. Eigenblutbehandlung, Darmspülungen etc.) kombiniert werden kann, oder auch schulmedizinischen Methoden, wenn diese synergistisch wirken.

DIE BIOPHYSIKALISCHE INFORMATIONS-THERAPIE (BIT)

Derartige Therapieformen wie die BIT werden von Schulmedizinern i.d.R. als unwissenschaftlich abqualifiziert, da die quantenphysikalischen Grundlagen nicht berücksichtigt werden, die meistens nicht bekannt sind. Die Wirkungsweise läßt sich mit dem bereits überholten Newton´schen mechanistischen Wissenschaftsdenken unserer Zeit nicht erklären.

Die Quantenphysik hat aber bereits vor 70 Jahren den Weg gewiesen. Die Forschungen vieler Physiker weltweit zeigen die Funktionsmechanismen klar auf (siehe Literaturangaben im Anhang).

In kurzen Worten zusammengefaßt läßt sich dazu sagen, daß unser Nervensystem nicht nur als ein Leitungssystem aufzufassen ist, das elektrische Reize von und zum Gehirn leitet, sondern als netzförmiges Kommunikationssystem, das mit dem Hormonsystem zu kybernetischen Regelkreisen verknüpft ist (H.Heine). Die Kommunikation geschieht über elektromagnetische Wellen (mit hohem Informationsgehalt), die bei Auftreten einer Resonanz (z.B. am Rezeptor) nicht nur Mediatoren, sondern auch Photonen (Quanten) freisetzen. Bei Toxinbelastungen des Organismus, bei psychischen Alterationen, bei Herdbelastungen, kurz - bei allen Formen von Dauerstreß werden die Steuerimpulse durch Fehlinfor-

mationen verändert, was zu Funktionsstörungen führt.

Unglücklicherweise adaptiert sich der Organismus nach einer gewissen Zeit an diesen Zustand, wodurch eine Krankheit chronisch wird.

Erst durch einen Informationstransfer können derartig veränderte Steuersignale wieder normalisiert werden, was zu einer Stärkung der Konstitution und damit des Immunsystems führt. Dies ist der eine therapeutische Ansatz der Biophysikalischen Informations-Therapie (endogene oder exogene Signale).

Der andere Bereich bezieht sich auf die immensen Schadstoffmengen unserer Zeit (weit über 12 Millionen Umweltgifte), die unterschiedlich stark in der Matrix (Bindegewebe) oder in Fettsubstanzen (ZNS !) abgelagert werden und den Organismus und damit das Immunsystem mehr oder weniger stark belasten können. Bei einigen davon (Dioxin, Paraquat, Lindan, E 605 usw.), sowie Schwermetallen gibt es kaum wirkungsvolle Entgiftungsmöglichkeiten. Aber gerade diese führen bei unzähligen Patienten zu chronisch schleichenden Verläufen durch die Blockierung des Immunsystems. Das „chronische Müdigkeitssyndrom" geht darauf zurück.

Hier ist die Entgiftungsleistung des Organismus auch deshalb herabgesetzt, weil es über Blockierung der Regelkreise und gestörten Informationsfluß zu einer unerwünschten Adaptation an diese Gifte gekommen ist. Sie werden vom Körper inzwischen als „normal" akzeptiert. Über ein sog. Aufmerksamkeitssignal können diese Toxine dem Immunsystem „gemeldet" werden, wodurch die Ausscheidung wieder forciert wird. Nach diesem Prinzip werden nach und nach alle Dauerstreßbelastungen abgebaut.

Mit diesen zwei Wirkmechanismen arbeiten die biophysikalischen Geräte.

Die Biophysikalische Informations-Therapie beinhaltet verschiedene Varianten, die z.T. mit unterschiedlichen elektronischen Geräten durchgeführt werden (Einkabel- oder Zweikabel-Methode, Therapie mit endogenen oder exogenen Signalen). Dazu gehört die 1977 entwickelte MORA-Therapie, sowie die damit vergleichbare Bioresonanz-Therapie (BRT). Später kam die System-Informations-Therapie (SIT) hinzu, die sich an den neuesten wissenschaftlichen Erkenntnissen orientiert. Allen gemeinsam ist das Prinzip der Informationsübertragung.

Derzeit stehen über 20 verschiedene Gerätetypen von etwa ebenso vielen Herstellern zur Verfügung.

WISSENSCHAFTLICHE NACHWEISE

Die Schulmedizin zählt nicht zu den exakten Naturwissenschaften, auch wenn ihre Anhänger dies immer wieder glauben machen wollen. Medizin ist und bleibt eine Erfahrungswissenschaft, eine ärztliche Kunst, die auf Empirie basiert. Sie muß sich trotzdem wissenschaftlichen Nachweisverfahren unterziehen, welche allerdings geeignet sein müssen, um die Besonderheiten des lebenden Organismus und dessen Individualität zu berücksichtigen.

Die exakten Naturwissenschaften haben schon lange erkannt, daß eine Beweisführung nur mit ganz einfachen Versuchsanordnungen möglich ist. Daher stammt die Aussage: „Je komplexer das System, um so sinnloser werden exakte Aussagen". Dazu muß aber noch mehr ausgeführt werden. Leider werden Experimente immer wieder dazu mißbraucht, um bestimmte Therapiemethoden in Mißkredit zu bringen. Es wird dabei der Versuch unternommen, durch „wissenschaftliche" Studien deren Unwirksamkeit zu beweisen. An dieser Stelle muß ganz klar festgehalten werden, daß mit einem Experiment nur eine positive Beweisführung möglich ist. Kommt nichts dabei heraus, wurde damit nichts bewiesen, außer daß die Versuchsanordnung ungeeignet war. Leider ist die Gegenwart reich an bekanntgewordenen Wissenschaftsbetrügereien, wobei u.a. gegen solche Grundsätze verstoßen wurde.

Die gesamte Grundlagenforschung für die Biophysikalische Informations-Therapie wurde weltweit von Physikern erarbeitet. Es existieren umfangreiche experimentelle Arbeiten, die den Beweis für die Informationsübertragung durch elektromagnetische Schwingungen erbringen.

Eine ganz neue Nachweismethode kommt aus der modernen Chaosforschung. Dabei werden die physiologischen Organfunktionen in ihrem dynamischen Verhalten Attraktoren zugeordnet, die quantifiziert eine klare Aussage über den Informationstransfer im Organismus erlauben und damit bereits die therapeutische Wirkung der Methode dokumentieren können. Es handelt sich hier also um funktionelle Techniken, die der statischen schulmedizinischen Diagnostik weit überlegen sind. Es wird dabei insbesondere die individuelle Reaktion jedes Menschen berücksichtigt, was Hauptanliegen jeder naturheilkundlichen Behandlung ist.

Prof. H. Klima vom Atomphysikalischen Institut der Universität Wien konnte 1996 in einer randomisierten Doppelblindstudie wissenschaftlich exakt folgendes beweisen:

1. Es existiert ein individuelles schwaches elektromagnetisches Schwingungsspektrum beim Menschen.
2. Es läßt sich auf dem Oscilloskop sichtbar machen.
3. Dieses Spektrum läßt sich durch Behandlung mit patienteneig. Schwingungen verändern.
4. Es handelt sich bei diesen Veränderungen um sinnvolle biologische Effekte.

Verwendet wurde ein BIT-Gerät, das nach den Grundprinzipien arbeitet, wie die Praxisgeräte.

Diese Ergebnisse sind jederzeit reproduzierbar, da die Individualität des Patienten berücksichtigt wird. Damit wurde nun hieb- und stichfest bewiesen, daß es sich bei der BIT nicht um Mystik, sondern um eine wissenschaftlich nachweisbare Methode handelt. Es wurde jedoch nicht nur die Wirkung bewiesen, sondern auch die Wirksamkeit (zwischen beiden Begriffen besteht ein deutlicher Unterschied), was selbst der Schulmedizin bis heute nur beim Aspirin gelungen ist.

Es handelt sich dabei um ein neues Nachweisverfahren, das auf alle naturheilkundliche Methoden angewendet werden kann, weil die Grundprinzipien die gleichen sind.

Eine weitere Möglichkeit des Wirkungsnachweises ist die biometrische Messung, mit deren Hilfe biologische Gewebs- und Zustandsänderungen auf Grund einer Therapie wissenschaftlich statistisch erfaßt werden können.

Es existiert übrigens bis heute keine einzige Studie, die die Wirkung der Behandlung mit elektromagnetischen Therapiesignalen widerlegen konnte, obwohl dies schon mehrmals versucht wurde. Sämtliche dieser „Studien" weisen erhebliche Mängel in Design und Durchführung auf und sind deshalb wissenschaftlich nicht haltbar (z.B.Kofler-Studie oder Davoser Studie). Meist wird die Therapie mit der Diagnose verwechselt. Es wird keine Diagnostik mit der Bioresonanztherapie, bzw. BIT durchgeführt! Wenn als Voruntersuchung beispielsweise Elektroakupunktur verwendet wird, hierbei nicht vergleichbare Meßergebnisse erzielt werden, auf deren Grundlage dann mit der BIT behandelt wird, kann es logischerweise auch nicht den gewünschten Therapieerfolg geben.

In diesem Zusammenhang muß auch darauf hingewiesen werden, daß die immer wieder geforderten Doppelblindstudien als Wirkungsnachweise völlig ungeeignet sind, um individuelle Reaktionsantworten des Patienten auf eine Therapie zu erfassen, die für seine Heilung notwendig sind. Diese Art von Wirkungsnachweis ist allenfalls für allopathische unterdrückende Maßnahmen geeignet, was nicht im Sinne einer naturheilkundlichen Behandlung ist. Abgesehen davon lassen sich solche Untersuchungen ethisch nicht vertreten, insbesondere dann, wenn eine Schädigung des Patienten in Kauf genommen wird (vergl. CAST- und EXCELL-Studien). Es existieren unzählige Kasuistiken von erfolgreich behandelten Patienten, denen die Schulmedizin nicht helfen konnte. Diese können nicht einfach ignoriert werden.

Von der Wissenschaft wird auch immer wieder die Reproduzierbarkeit der Ergebnisse gefordert. Bezogen auf den Menschen ist dies jedoch völlig unmöglich, da der Organismus ein lernfähiges System darstellt und sich an jeden Reiz anpassen muß, wodurch er sich verändert. Nach einer Therapie (oder Einnahme eines Medikamentes) ist der Ausgangszustand nicht mehr zu erreichen. Sämtliche Untersuchungen, die dieses Phänomen nicht berücksichtigen, sind deshalb unwissenschaftlich. Dazu gehören aber gerade die Doppelblindstudien.

Nach der folgenden Gegenüberstellung fällt es schwer, der Schulmedizin noch eine Daseinsberechtigung zuzugestehen. Diese hat sie aber zweifellos, da in der Akutversorgung Schwerverletzter und im operativen Bereich die Naturheilkunde ihre Grenzen hat. Dort, aber nur dort hat die Schulmedizin ihre größten Erfolge zu verbuchen, da sich das mechanistische Denkmodell im Sinne einer Vereinfachung hier nicht nachteilig auswirkt.

Verständlich wird allerdings auch, daß der Schulmediziner den naturheilkundigen Arzt nicht verstehen kann, weil er dessen Grundlagen nicht gelernt hat. Aus diesem Grunde ist es äußerst fragwürdig, wenn Schulmediziner (Gutachter oder MDK) sich über bestimmte Methoden der NHV ein Urteilen erlauben.

Als Zusammenfassung des bisher Gesagten kann folgende **Gegenüberstellung** dienen:

	Schulmedizin	**Naturheilkunde**
Ausbildung	Universität	Universität+Zusatzstudium
Krankheit	negative Polarität zu Gesundheit	Heilreaktion (positiv)
Ursache	linear kausal (mechanistisch)	multikausal (Dauerstreß)
Organismus	Maschine, Teile beliebig auswechselbar	komplexes vernetztes informationsverarbeitendes System
Nervensteurung	zentrifugal - zentripetal	vernetzte kybernetische Regelkreise
Patient	Krankheitsgruppen	Einzelindividuum
Diagnose	Labor, bildgebend, statisch	bioenergetisch, funktionell
Therapie	Symptomunterdrückung	kausal, unterstützend
Nebenwirkung	z.T. schwerwiegend	gering, Gesundheitspotential steigt
Nachweise	Doppelblindstudien	Einzel-Kasuistiken, Biometrie, qualitativ
Kosten	z.T. extrem (z.B.Chemo),hohe Folgekosten	niedrig, Einsparung f. die Zukunft
Effizienz	Kosten/Nutzen-Verhältnis schlecht	gut, da ursachenbezogen

Eine schulmedizinische Behandlung chronischer Erkrankungen führt immer zu einer Symptomenunterdrückung mit Schädigung des Patienten, was aus ethischen Gründen abzulehnen ist. Jeder Arzt sollte nach dem Eid des Hippokrates handeln und niemals schaden.

Wenn es in der Medizin Möglichkeiten gibt, einem Patienten auf natürliche schonende Weise zu einer Heilung zu verhelfen, diese Therapieverfahren jedoch nicht erlernt, nein sogar abgelehnt werden, dafür aber schwer belastende schulmedizinische Methoden mit fragwürdigem Heilerfolg eingesetzt werden, dann ist juristisch bereits der Tatbestand der Körperverletzung und der unterlassenen Hilfeleistung erfüllt.

JURISTISCHER HINTERGRUND

Die Rechtsprechung in Deutschland garantiert freie Arztwahl der Patienten, sowie Therapiefreiheit des Arztes. Diese Grundrechte werden heute durch die Versicherungsbedingungen erheblich eingeschränkt. Was nutzt es einem Patienten, wenn er sich zwar vom Arzt seines Vertrauens behandeln läßt, dann aber alles aus eigener Tasche bezahlen muß, selbst wenn es einen vollen Behandlungserfolg gab?

Dieses Dilemma haben auch die Gerichte gesehen und deshalb verschiedene Urteile erlassen, die den Patienten zu ihrem Recht verhelfen sollen.

Völlig unverständlich bleibt aber trotzdem die ablehnende Haltung der Versicherungen. Es ist doch ein einfaches Rechenexempel, daß die Wiederherstellung der Leistungsfähigkeit des Immunsystems der beste Garant für ein Leben in Gesundheit ist. Es ist doch ebenso einleuchtend, daß unterdrückende, nur die Symptome bekämpfende Maßnahmen der Schulmedizin nichts mit Heilung zu tun haben und viel eher zu einer Chronifizierung beitragen, was hohe Folgekosten nach sich zieht.

Auf Grund dieser umfangreichen Ausführungen ergeben sich einige brennende Fragen:

Wieso werden nicht alle Möglichkeiten der Naturheilverfahren, einschließlich ihrer modernen Varianten nachdrücklich gefördert, wenn damit oftmals Operationen und/oder langdauernde Krankenhausaufenthalte vermieden werden können?

Warum wird hier gegen den Volkswillen gehandelt, nach dem laut Umfrage über 80% der Bevölkerung Naturheilverfahren der Schulmedizin vorziehen? Der gesunde Menschenverstand gebietet bereits den Vorzug natürlich entgiftend wirkender und immunstärkender Maßnahmen gegenüber unterdrückender Allopathie, gerade in unserem „Giftzeitalter".

Was soll eigentlich das ständige Versteckspiel hinter Versicherungsparagraphen, mit denen über Umwegen doch wieder die sog. Wissenschaftlichkeitsklausel eingeführt wird, die am 23.6.1993 vom BSG abgeschafft wurde?

Ist es eigentlich den in der Praxis erfolgreich eingesetzten „Besonderen Therapierichtungen" anzulasten, daß die Schulmedizin immer noch nicht in der Lage ist, deren Wirkmechanismus zu erklären, oder liegt es viel eher an deren altem mechanistischen Weltbild?

Warum werden i.d.R. von den Versicherungen in Widerspruchsfragen Gutachter hinzugezogen, die reine Schulmediziner sind und deshalb die verschiedenen Methoden der Naturheilverfahren überhaupt nicht beurteilen können?

Wer befindet über die verschiedenen naturheilkundlichen Methoden und stellt NUB-Richtlinien auf, in denen hocheffiziente Therapieverfahren, die sich seit Jahrzehnten in tausenden von Praxen bewährt haben, wie die EAV oder BIT, ausgegrenzt werden?

Kann die Erstattungsfähigkeit davon abhängig gemacht werden, ob ein Schulmediziner, der diese Grundlagen nicht gelernt hat und sich auch nicht praktisch mit den Methoden beschäftigt hat, diese begreift oder nicht, oder sollten nicht doch lieber die Erfolge bei den Patienten als Maßstab herangezogen werden?

Hier einige Auszüge aus Urteilen zur Kostenerstattung:

„Bei Versagen der wissenschaftlich anerkannten Mittel dürfen auch solche angewandt werden, die sich noch in Erprobung befinden" (und die Kasse muß zahlen). Az. 12 A 1734/80 12.Senat OVWG Münster.

„Die Kostenerstattung neuerer Behandlungsmethoden darf nicht deshalb verweigert werden, weil sie von der Schulmedizin nicht allgemein anerkannt sind". Az.I V a ZR 206/80, BGH-Urteil.

„Die Versicherung kann die Wirkung der als unwirksam bekannten Wissenschaftlichkeitsklausel nicht über den Begriff der medizinisch notwendigen Heilbehandlung wieder herstellen." Az. 10 C 401/94 AG Warendorf. Dieses Urteil bezieht sich auf die Bioresonanz-Therapie.

Laut Urteil des BSG vom 5.7.95 (1RK6/95) werden statistische Absiche-

rungen der Wirkung gefordert. Dem gegenüber steht das Urteil des LSG Celle vom 30.8.95 (L4 Kr 11/95), das eine Einzelfallerstattung zuläßt und den Vorwurf der „Mystik" gegenüber der BIT zurückgewiesen hat.

Der Bundestag hat am 1. Juli 1997 beschlossen, daß die Beurteilung einer Methode auf ihren therapeutischen Nutzen hin von den Vertretern der Methode selbst erfolgen soll, also systemimanent (Änderung des § 135 SGB V).

Das neue Urteil des Bundessozialgerichtes vom Sommer 1997, Az. I RK 17/95, 28/95, 30/95 besagt, daß eine Therapiemethode unter einigen Ärzten verbreitet sein muß; der Nachweis der Wirksamkeit nach schulmedizinischen Kriterien ist nicht nötig.

Für die Anerkennung durch die gesetzlichen Kassen ist es nicht zumutbar, wie oft fälschlicherweise behauptet wird, daß Doppelblindstudien vorgelegt werden müssen. Diese würden das naturheilkundliche Grundgesetz der Individualität mißachten. Es genügt, wenn

1. die Besonderheit des Therapieverfahrens theoretisch erklärbar und praktisch bewährt ist,

2. das Verfahren lehr- und lernbar ist,

3. die eingesetzten Mittel und Wege mit den theoretischen Denkansätzen ein plausibles Konzept ergeben.

Handelt es sich um chronische, nicht heilbare Erkrankungen wie z.B. MS, Rheuma oder Krebs müssen die Kassen die Kosten für Naturheilverfahren dann übernehmen, wenn sie geeignet sind, die Beschwerden zu lindern (nicht zu heilen!).

Der Gesetzgeber formuliert dazu ganz klar: „Für eine nicht erforschte Erkrankung wie z.B. Krebs existiert logischerweise auch keine erforschte Therapie. Wenn die Kasse die Kosten für die schulmedizinische Behandlung übernimmt, obwohl diese nicht wissenschaftlich erforscht ist, muß sie auch Naturheilverfahren erstatten, wenn sie Aussicht auf Linderung versprechen."

Was hindert also die gesetzlichen Kassen oder die privaten Versicherungen daran, die Kosten für NHV, auch für die modernen Varianten wie die BIT uneingeschränkt zu übernehmen, und zwar von vornherein, nicht erst wenn die Schulmedizin versagt hat (nachdem sie zusätzlichen Schaden angerichtet hat)?

Der Gesetzgeber ermöglicht durchaus eine Erstattung.

Einige Privatversicherer haben dies inzwischen erkannt und haben alle Methoden der Besonderen Therapieverfahren in ihren Leistungskatalog aufgenommen.

Für die heute gültigen Richtlinien der Kassen besteht immer ein Ermessensspielraum, der groß genug ist, um Einzelfallerstattungen zuzulassen. Die NUB-Richtlinien haben keine Existenzberechtigung, weil sie auf den Fehlinterpretationen der Schulmedizin basieren.

Die Argumentation des MDK oder sonstiger Gutachter, welche gewöhnlich negativ für die NHV ausfällt, entsteht aus dem falschen Denkmodell der Schulmedizin heraus, womit die Prinzipien der NHV nicht verstanden werden. Der MDK ist für die Kassen nicht weisungsberechtigt, weshalb davon abweichende Eigenentscheidungen möglich sind.

Da die Effizienz der NHV insbesondere bei chronischen Erkrankungen sehr hoch ist, die Kosten gegenüber der Schulmedizin jedoch viel niedriger liegen, was inzwischen in groß angelegten Modellversuchen bewiesen werden konnte, ist die Ablehnung einer Kostenübernahme von NHV nicht nur verantwortungslos, sondern schadet zusätzlich der Volksgesundheit.

Schlußbetrachtungen

6. Schlußbetrachtungen

Die Krebserkrankung ist nicht nur ein medizinisches Problem, sondern kennzeichnend für die Probleme unserer Zeit. Sie ist der Stachel, um nicht zu ermüden, ständig nach Lösungsmöglichkeiten zu suchen.

M.E. werden sich die Probleme unserer Zeit mit der Überwindung des Krebses lösen und umgekehrt, denn beide haben eines gemeinsam: Es handelt sich um die Auswirkungen falschen Denkens.

Das Paradoxe dabei ist, daß mit dem gleichen falschen Denken nach Lösungen für das falsche Denken gesucht wird, weil man sich dessen (noch) nicht bewußt ist.

Dazu gehört erst einmal ein Bewußtwerdungsprozeß, um diesen Fehler überhaupt erkennen zu können. Dann braucht es ein neues Modell, das dem alten weit überlegen sein muß, um akzeptiert und allen Anforderungen gerecht zu werden.

Brauchbare Modelle wurden schon von vielen großen Köpfen und auch schon seit langer Zeit vorgestellt. Manche dieser Gedanken, die in diesem Buch ausgesprochen wurden, sind nicht neu, dafür aber diese Zusammenschau der Dinge, die Synthese, die sich im UNIT-Konzept ausdrückt.

Was bisher zur Akzeptanz solcher Ideen gefehlt hat, lag am Zeitgeist. Die Auseinandersetzung mit neuen Denkmodellen war für die jeweils herrschende Klasse, ob in Politik, Wissenschaft oder Kirche schon immer schwierig. Merkwürdigerweise ist das Beharren auf dem bisherigen Stand der Dinge leichter für die Menschen als Veränderung. Das hat sehr viel mit Ängsten zu tun. Wenn dann aber die Zeit reif ist für

Neuerungen, sind Paradigmawechsel möglich, die vorher völlig undenkbar waren.

Der Mensch ist ein komplexes informationsverarbeitendes System und hat nur eine Aufgabe auf dieser Erde: Durch die Verarbeitung möglichst vieler Reize einen hohen Lerneffekt zu erzielen, d.h. Erfahrungen zu sammeln, um seine persönliche seelischgeistige und damit die Entwicklung der Evolution voranzubringen. Damit wird gleichzeitig der Schöpfungsgedanke weitergetragen, wobei aber das Harmoniebestreben der Natur nicht gestört werden sollte.

Krankheit ist das Zeichen einer eingetretenen Störung derselben. Sie sollte deshalb zum Anlaß genommen werden, entscheidende Aufschlüsse über die Hintergründe der geistigen Fehlprogrammierung zu gewinnen. In dieser Phase können besonders wichtige Informationen darüber abgerufen werden.

Dieses Bewußtsein ist in der heutigen Zeit bei den Patienten gwöhnlich nicht vorhanden. Wir sind deshalb aufgerufen, die entscheidenden Impulse zu setzen, um das notwendige Umdenken ingangzusetzen. Dies geschieht natürlich rein freiwillig, ohne jeden Zwang und missionarischen Eifer. Der Patient muß aus Überzeugung einen solchen Weg gehen können. Oftmals besteht mangelnde Bereitschaft jedoch nur auf Grund von Informationslücken, die wir evtl. schließen können.

Der Patient sollte dort abgeholt werden, wo er sich befindet. Wir begleiten ihn auf seinem Wege, solange er das will. Wir müssen in vielen Fällen auch akzeptieren, daß er seine Entwicklung nicht mit der gewünschten Intensität betreiben will. Dann darf keine Ungeduld aufkommen. Auch für uns gilt: Geschehen lassen.

Ich bin überzeugt, daß die Zeit jetzt reif ist; nicht nur für das Umdenken bei den Patienten, sondern auch bei den Ärzten. Ich gehe davon aus, daß die neuen Konzepte aufgenommen und umgesetzt werden, in einem neuen Bewußtsein, das sich jetzt bereits abzeichnet. Somit kann der Impuls, der von diesem Buch ausgehen soll, das bewirken, was meine Absicht war: Möglichst viele Menschen auf den Weg, auf ihren Weg zu bringen, um die Geißel der Menschheit, den Krebs endgültig besiegen zu können und gleichzeitig mit dem neuen Denken positive Akzente für die Bewältigung unserer großen Probleme zu setzen. Damit können wir unseren persönlichen Beitrag für die Natur und das Universum leisten.

Abkürzungsverzeichnis

7. Abkürzungsverzeichnis

ACT - AUDIOCOLOR-THERAPIE

Es handelt sich um eine bipolare Farb-Ton-Therapie, die erstmals mit dem VEGA-Audiocolor-Gerät möglich ist.

Ausgehend von sechs Farb/Tonebenen können die jeweiligen polaren Farben prozentual gegeneinander abgemischt werden, um den individuellen Problembereich in seinem Spannungsfeld aufzusuchen und zu therapieren. Damit wird eine direkte Beziehung zu dem zugrundeliegenden psychischen Korrelat hergestellt, was eine ursächliche Behandlung erlaubt.

AP - AKUPUNKTURPUNKT

BIT - BIOPHYSIKALISCHE INFORMATIONS-THERAPIE

Sammelbegriff für die Therapie mit ultrafeinen elektromagnetischen Signalen, die in das übergeordnete Steuersystem des Organismus eingreifen und als Informationsträger zu verstehen sind. Es werden unter der BIT die Behandlung mit körpereigenen Signalen und die Behandlung mit externen Frequenzen subsummiert. Entscheidend für das Ansprechen auf diese Art der Therapie ist das Auftreten eines Resonanzphänomens, was über Schwingungskopplung einen Informationstransfer ermöglicht.

DFM - DIAGNOSEGERÄT DER FUNKTIONELLEN MEDIZIN

ETZ - ENERGIE-TRANSFORMATIONS-ZENTRUM (CHAKRA)

Unser Organismus verfügt zwar über eine sehr große Bandbreite seines Schwingungsspektrums, gemessen an den viel höheren kosmischen Frequenzen handelt es sich jedoch nur um einen schmalen Ausschnitt. Damit trotzdem ein Energieaustausch und eine Kommunikation mit höheren Sphären stattfinden kann, ist eine Transformation der Frequenzen notwendig, was offenbar durch die Chakren möglich ist.

EAV - ELEKTROAKUPUNKTUR N. VOLL

Es handelt sich hierbei um ein reines Diagnoseverfahren, das auf der Messung von Hautwiderstandsleitwerten an Akupunkturpunkten beruht. Bei Abweichung von der Norm (50 mit oder ohne Zeigerabfall) wird versucht, mit passenden Therapeutika den Ausgleich zu finden.

FWT - FELD-WECHSELWIRKUNG-THERAPIE N. KÖHLER

Durch Veränderung des energetischen Musters soll sich letztlich die materielle Struktur eines Gewebes gezielt verändern. Durch die FWT wird dabei ein hohes Maß an Spezifität erreicht, indem Gewebszellen von dem zu therapierenden Organ zunächst programmiert, dann inkorporiert und nun erneut mit den Therapiesignalen in Resonanz gebracht werden. Die vorher abgespeicherten Signale werden über den Effekt der Selbstverstärkung dadurch in ihrer Amplitude erhöht und heben sich somit deutlich aus den übrigen Körperschwingungen heraus.

GTT - GRUNDTON-THERAPIE N. VEMU MUKUNDA, MODIFIZ. D. KÖHLER

Der individuelle Grundton, der dem Genotyp entspricht - und damit der zweiten Lieblingsfarbe - wird singulär oder während der BIT angewandt zur Konstitutionstherapie.

GUT - GLEICHFELD-UMPOLUNGS-THERAPIE N. KÖHLER

Durch Anlegen von 1 V Gleichspannung am Kopf, evtl. auch an den Extremitäten, wird eine Falschpolung des archaischen Gleichstromsystems bei chronisch Kranken korrigiert und damit das Ansprechverhalten der Matrix auf die BIT positiv vorprogrammiert.

HAT - HOLOGRAFISCH APPLIZIERTE THERAPIE N. KÖHLER

Elektrodenanordnung zentral und peripher gleichzeitig, wodurch eine Selbstverstärkung des Signals erfolgt.

KKT - KOMBINIERTE KONSTITUTIONS-THERAPIE N. KÖHLER

Die Ursache für die Etablierung individueller Störfelder oder Giftdepots ist in den konstitutionellen Besonderheiten, d.h. Schwachpunkten jedes Einzelnen zu suchen, die durch falsche Reaktionsmuster zu Instabilität führen. Durch die KKT erfolgt eine Umprogrammierung des KSP. Während der gleichzeitigen Stärkung des konstitutionellen Schwachpunktes des Patienten kann die BIT in Form einer Störfeldbehandlung oder Toxinausleitung durchgeführt werden.

KSET - KONSTITUTIONELLE STREßENTLASTUNGS-THERAPIE N. KÖHLER

Das Leitsymptom des Patienten wird als Streßprovokator benutzt. Gleichzeitig erfolgt die direkte Behandlung des „störenden Elements" nach der 5-Elementen-Lehre, wodurch der Organismus in die Lage versetzt wird, den Streß zu kompensieren.

KSP - KONSTITUTIONELLER SCHWACHPUNKT

Genetisch determinierter Organbereich, der unzureichende, oder falsche Streßverarbeitungsprogramme aufweist. Von dort können Störungen in entfernter liegende Körperbereiche ausgehen. Nach der 5-Elementen-Lehre handelt es sich dabei um das „störende Element".

MMT - MIKROMAGNETFELD-THERAPIE N. LUDWIG

Im Gegensatz zu starken Magnetfeldern werden hier sehr schwache Intensitäten eingesetzt. Zusätzlich ist dieses Magnetfeld mit den Spurenelementen der Erde, den sog. Geomagnetwellen moduliert. Es handelt sich dabei um athermische Wirkungen im Sinne der Informationsübertragung.

MRT - MATRIX-REGENERATIONS-THERAPIE N. KÖHLER

Kombiniertes Verfahren zur intensiven Giftausleitung des Grundsystems, das aus Saugmassage, Gleichstrombehandlung und Spezialform der BIT besteht, der sog. „SN-Therapie" n. Köhler, siehe dort.

OMT - ORTHOMOLEKULARE THERAPIE

Die materiellen Bausteine des Organismus stellen den Resonanzboden für die BIT dar. Bestehen gravierende Mangelzustände, kann die BIT nicht ausreichend wirken. Diese werden über den Resonanz-Test eruiert.

PSKT - PSYCHOENERGET. SYSTEM-KOPP-LUNGS-THERAPIE N. KÖHLER

Blockaden sind oftmals Ursache für Krankheiten, sie können aber auch die Therapiewirkung vereiteln. Durch Kopplung von verschiedenen somatischen Informationsebenen mit dem psychischen Streßmuster, und zwar hormonell wie auch energetisch, kann somit die Effizienz der Konstitutions-Therapie wesentlich gesteigert werden. Die Behandlung wird mit GUT, HAT und SAT kombiniert, siehe dort.

QFT - QUANTENFELD-THERAPIE N. KÖHLER

Es handelt sich, wie der Name schon sagt, um eine Feld-Therapie, und zwar des Aura-Quantenfeldes, das die Entsprechung des jeweiligen pathologischen Substrates auf energetischer Ebene darstellt und für die Entstehung und Unterhaltung desselben verantwortlich ist. Seine Energie bezieht es aus dem Umgebungsquantenfeld, was sich auf Grund bestimmter SEM (wegen der darauf begründeten Affinität) formiert hat.

Die Grundvoraussetzung dafür, daß es im kranken Organismus überhaupt zu einer positiven Veränderung kommen kann, ist die Umprogrammierung des Auraquantenfeldes - was nun mit der QFT auf direktem Wege möglich ist - mit gleichzeitiger Sa-nierung des Patientenumfeldes - im Rahmen des UNIT-Konzeptes, siehe dort.

RAT - RELAXATIONSZEIT-ANGEPAßTE THERAPIE N. KÖHLER

Elektromagnetische Signale, insbesondere Magnetfeldschwingungen haben Abklingzeiten im Organismus, die mehrere Minuten betragen können. Dies kann zu Aufschaukelphänomenen führen, aber auch sinnvoll für die Therapie eingesetzt werden.

SAT - STOFFWECHSEL-ADAPTIERTE THERAPIE N. KÖHLER

Die Abweichung der Basisregulation des Stoffwechsels von der Norm ist das Kriterium für den Schweregrad einer Krankheit und gleichzeitig für den Erfolg oder Mißerfolg der BIT. Durch vorheriges Austesten mit dem Stoffwechseltester n. Köhler wird eine Stoffwechselfehlregulation festgestellt und dann mit dem gleichen Gerät auf direkte Weise korrigiert.

Dies erfolgt vor jeder weiteren BIT. Dadurch werden optimale Therapievoraussetzungen geschaffen.

SEG - COMPUTER-SEGMENT-ELEKTROGRAMM N. SCHIMMEL ZUR BIO-ELEKTRONISCHEN FUNKTIONSDIAGNOSTIK

SEM - SPEZIFISCHES ERFAHRUNGS-MUSTER

Neuronale Fehlsteuerungen, die zu weitreichenden Funktionsstörungen mit Krankheitsfolge führen, können oft auf abgespeicherte spezifische Erfahrungsmuster zurückgeführt werden, die Folge von einschneidenden Ereignissen bis hin zu Schockzuständen sind. Werden diese über die Zeit (Erinnerung) aufgerufen, kommt es zur Auschüttung eines typischen Mosaiks verschiedener Neurotransmitter.

SIT - SYSTEM-INFORMATIONS-THERAPIE N. KÖHLER

Im Unterschied zur allgemeinen BIT, bei der immer der Gesamtorganismus in die Behandlung einbezogen wird, handelt es sich hier um ein neues energetisches Therapie-Prinzip, bei dem nur einzelne Systembereiche, z.B. der Stoffwechsel, beeinflußt werden, indem mit spezifischen Frequenzen Informationen gezielt eingeschleust werden.

Dadurch tritt Resonanz nur in diesem System ein, wodurch mit geringsten Intensitäten ein sehr hoher Wirkungsgrad erreicht wird. Das Besondere dabei ist, daß hier streng nach polaren Gesetzen gearbeitet wird, d.h. es wird nur soviel verändert, bis die Einheit, die Ganzheit wieder hergestellt ist. Das erste Therapieverfahren, das auf diesem Prinzip basiert, ist die SNT.

SNT - SUBTRAKTIONS-NEUTRALISATIONS-THERAPIE N. KÖHLER

Eine Sonderform der BIT, die z.B. im VEGA-MRT eingesetzt wird. Dabei werden die Signale beider Körperseiten energetisch miteinander verglichen. Bestehen Differenzen, z.B. durch Störfelder, werden diese eliminiert. Das Besondere ist, daß hier mit dem r e i n e n Störfeldsignal gearbeitet wird und die physiologischen Schwingun-

gen unangetastet bleiben. Eine Übertherapie ist konstruktiv ausgeschlossen.

SPO - STREß-PROJEKTIONSORIENTIERTE STÖRFELDBEHANDLUNG N. KÖHLER

Das pathologische Frequenzmuster des Leitsymptoms wird invertiert in das ermittelte Störfeld eingespeist, so daß ein Kreislauf geschlossen ist, der sich an der Leitschiene der Streßprojektion (= Kausalkette) orientiert.

STT - STOFFWECHSELTEST UND -THERAPIE MIT VEGA STT N. KÖHLER

1993 erstmals vorgestellte Variante der SIT. Dient auch zur Durchführung der SAT - siehe dort. Es werden damit Störungen der Stoffwechselregulation aufgespürt, die als zentraler Bestandteil jeder Erkrankung auf stofflicher Ebene anzusehen sind. Davon ausgehend werden weitere diagnostische oder auch therapeutische Überlegungen angestellt, z.B. als Grundlage jeder Diätberatung. Die Abweichungen von der Norm können nach der Messung sofort korrigiert werden.

TSF - TESTUNG MIT STREßFILTERUNG N. KÖHLER

Damit der Testaufwand minimiert werden kann und Prioritäten gesetzt werden können, wird gezielt im Hinblick auf das Leitsymptom ausgetestet, was vorher eingespeichert wurde. Der Patient wird dabei unter den Streß seines Symptomes gesetzt und spricht dann nur noch auf die tatsächlich krankheitsauslösenden Faktoren an.

UNIT - UNIVERSELLE NATURHEILKUND-LICH-INTEGRATIVE THERAPIE

Dieses fachübergreifende Therapiekonzept bindet alle Fachrichtungen der Medizin in ein vielschichtiges Vorgehen ein, das 4 Punkte beinhaltet:

Ursächliches auslösendes SEM („Urblockade") im Unterbewußten aufsuchen und auflösen

Neuprogrammierung des Auraquantenfeldes mit der Quantenfeld-Therapie QFT

Integration des Patienten in ein harmonisches Umgebungsquantenfeld (Konflikte lösen - Beruf, Familie, Heim)

Therapie der somatischen Auswirkungen (Körpertherapie - Konstitution, Dauerstreßabbau mit BIT oder anderen Therapieformen

Dieses Konzept könnte damit die Basis darstellen für die längst überfällige Erneuerung der Medizin, da es den derzeitigen Stand der Wissenschaft, insbesondere der Quantenphysik repräsentiert und gleichzeitig alle bewährten Therapiemethoden, unabhängig von ihrer Herkunft, sowie die kreativen Fähigkeiten jedes einzelnen Therapeuten integriert.

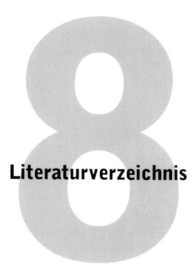

Literaturverzeichnis

8. Literaturverzeichnis

Adey, W. R.: „Whispering between cells: Electromagnetic fields and regulatory mechanisms in tissue", Frontier Perspectives, Vol. 3, No. 2, 21-25, 1993. (Dies betrifft Amplituden-Frequenz-Fenster und Zellkommunikation).

Adey, W. R., Lawrence, A. F.: „Nonlinear wave mechanisms in interactions between excitable tissue and electromagnetic fields", Neurological Research 4, 115-153, 1982. (Dies betrifft Solitonenschwingungen als Informationsleiter im Gewebe).

Becker, O.: „Funke des Lebens", Scherz-Verlag München

Bischof, M.: „Biophotonen - das Licht in unseren Zellen", Verlag 2001

Dennison, P.: „Befreite Bahnen", Verlag für AK Freiburg

Egli, H.: „Das LOLA-Prinzip", Editions d'Olt, CH-Oetwil

Fröhlich, H.: „Biological coherence and respons to external stimuli", Springer-Verlag 1988

Giudice, E. del: „Coherence in condensed and living matter", Frontier Perspectives, Vol. 3, No. 2, 16-20, 1993. (Dies betrifft u.a. die Möglichkeiten der Abspeicherung von EM-Signalen)

Hager, E. D.: „Komplementäre Onkologie", Forum Medizin Verlagsgesellschaft

Heim, B.: „Elementarstrukturen der Materie", Resch-Verlag Innsbruck

Heine, H.: „Lehrbuch der Biologischen Medizin", Hippokrates-Verlag

Kaucher, E.: „Gegenwart und Zukunft der Menschheit - Neues Denken in der Medizin"; Vortragsmanuskript

Kiene, H.: „Komplementärmedizin-Schulmedizin. Der Wissenschaftsstreit am Ende des 20. Jahrhunderts. 2. Aufl. 1996

Köhler, B.: „Biophysikalische Informations-Therapie", G.Fischer 1997

Köhler, B.: „Das praktische Arbeitsbuch zur BIT", Comed-Verlag 1997

Lüscher, M.: „Das Harmoniegesetz in uns", Econ-Verlag München

Matheis, R.: „Leadership Revolution", Verlag Frankfurter Allgemeine

Paungger, J./Poppe, T.: „Vom richtigen Zeitpunkt", Hugendubel-Verlag

Peitgen, H. -O. et al.: „Chaos - Bausteine der Ordnung", Springer 1994

Pischinger, A.: „Das System der Grundregulation", Haug-Verlag

Popp, F. A.: „Molekulare und biophysikalische Aspekte der Malignität", Praxis-Verlag, Leer

Popp, F.A. et al.: „Electromagnetic Bio-information", Urban & Schwarzenberg-Verlag 1989.

Popp, F. A. et al.: „Recent advances in biophoton research and its applications", World Scientific 1992.

Prigogine, I., I. Stengers: „Dialog mit der Natur", Ex Libris, Zürich

Rubia, C.: Nobelpreis 1984 für den experimentellen Nachweis der der Materie übergeordneten Wechselwirkungsquanten, welche die Struktur der Materie steuern.

Schole, J./Lutz: „Regulationskrankheiten", Enke-Verlag Stuttgart

Smith, C. W., S. Best: „Electromagnetic man", J. M. Dent & Sons, London

Stühmer, R.: „Körper & Geist", Universitas-Verlag München 1997

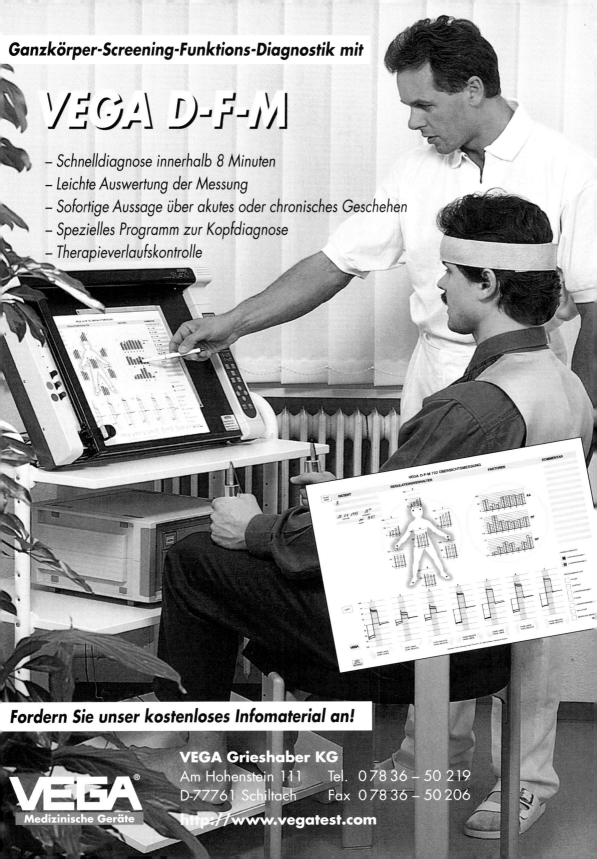

Die große Hilfe in Ihrer Praxis:

System-
Informations-
Therapie...

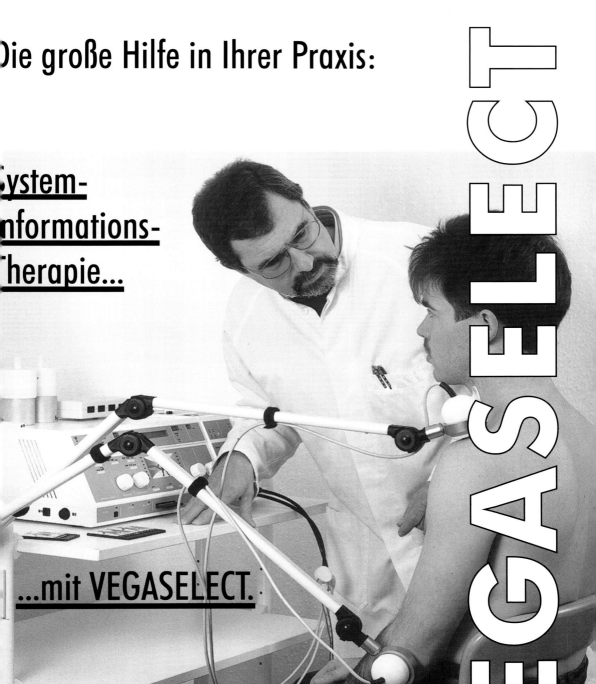

...mit VEGASELECT.

VEGASELECT

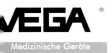

Für Einsteiger und Anwender

Das Praxis-Buch zur B-I-T

Neuerscheinung

Dr. med. Bodo Köhler

Das praktische
Arbeitsbuch
der Biophysikalischen
Informations-Therapie
(BIT)

Ein Handbuch
für die Arzt- und Naturheilpraxis

EDITION
CO'MED

Format 14 x 21 cm,
gebunden, 160 Seiten
ISBN 3-9805739-1-5

DM 48,–

Seit Jahren existiert ein Standardwerk „Biophysikalische Informations-Therapie" (G. Fischer Verlag, frühere Auflagen unter „Bioresonanz-Therapie", Jungjohann-Verlag), das die physikalischen Grundlagen der Methode sowie deren verschiedenen Therapieformen ausführlich beschreibt. In den Fortbildungsseminaren hat sich jedoch immer wieder gezeigt, daß es vielen Kollegen schwerfällt, die Theorie in die Praxis umzusetzen. Es bestand also eine deutliche Lücke, die nun mit diesem anwenderorientierten Handbuch geschlossen wurde.

Dieses Arbeitsbuch gibt zunächst einen allgemeinverständlichen Überblick über die einzelnen Anwendungsformen, was dem Therapeuten helfen soll, deren Merkmale rasch zu erfassen und sie dem Patienten allgemeinverständlich zu erklären. Außerdem werden bevorzugte Indikationen genannt und Abrechnungshinweise gegeben. Die Anwendung selbst wurde ganz praxisgerecht nach dem Motto: „Man nehme..." aufgebaut. Damit kann sich der Therapeut Schritt für Schritt vortasten oder auch Fehlerquellen ausschalten.

Die leicht verständliche Form der Darstellung, die übersichtliche und kompakte Gestaltung machen dieses Buch zu einem unentbehrlichen Praxishelfer.

EDITION
CO'MED

CO'MED Verlags GmbH

Postfach 10 23, 65836 Sulzbach

Tel.: 06196 - 574057 • Fax 06196 - 574007

Ganzkörper-Regulations-Diagnose

VEGA D-F-M

Das erfolgreiche Screening-Verfahren für die moderne holistische Praxis

D-F-M: Diagnose für Funktionelle Medizin im Sinne eines Ganzkörper-Regulations-Screenings

Vordergründig haben wir es hier mit einem sehr benutzerfreundlichen und detaillierten „Gerätebegleitbuch" zu tun, das sich durch eine Vielzahl von Praxisbeispielen und farbigen Abbildungen auszeichnet. Therapeuten, die das D-F-M in ihrer Praxis einsetzen, haben hier die Möglichkeit, sich fundiertes Wissen anzueignen und ihre Interpretationstechnik der D-F-M-Schreibung zu verfeinern. Dabei ist die Zielgruppe der Leser breit gefächert. Therapeuten, die schon seit längerem mit dem D-F-M arbeiten, finden in diesem Buch eine exakte Aufarbeitung des über das D-F-M vorhandenen Wissens, das weit über den Inhalt der gängigen Geräteschulung hinausgeht.

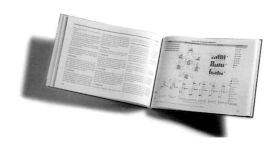

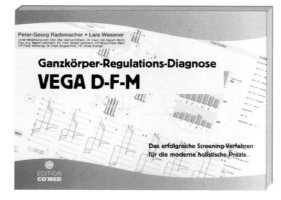

Zum anderen aber ist dieses Buch, dank seiner aus vollkommen unterschiedlichen Richtungen kommenden Autoren, didaktisch so aufbereitet, daß es auch dem Anfänger einen mühelosen Einstieg in die Arbeit mit dem D-F-M und die Interpretation der Schreibung ermöglicht. Sachverhalte werden klar und einfach nachvollziehbar erklärt und bildhaft beschrieben. Darüber hinaus ist dieses Buch ein Plädoyer für eine ganzheitliche medizinische Sichtweise, in der eine grundlegende Ursachendiagnostik im Gegensatz zur leider noch immer gängigen Symptombehandlung im Vordergrund steht. Die Lektüre dieses Buches eröffnet vollkommen neue und überraschende Möglichkeiten von Anamnese, Diagnose und Prognose im Rahmen eines Patientengespräches auf der Grundlage der Regulation in der funktionellen Medizin.

208 Seiten, mehr als 100 überwiegend 4-farbige Abbildungen

ISBN 3-9805739-0-7, DM 98,-

CO'MED Verlags GmbH
Postfach 1023 • 65836 Sulzbach
Tel. 06196-574057 • Fax 06196-574007